El libro de cocina bajo en colesterol

+50 recetas fáciles y deliciosas

Tom Álvarez

Descargo de responsabilidad

La información contenida i está destinada a servir como una colección completa de estrategias sobre las que el autor de este libro electrónico ha investigado. Los resúmenes, estrategias, consejos y trucos son solo recomendaciones del autor, y la lectura de este libro electrónico no garantiza que los resultados de uno reflejen exactamente los resultados del autor. El autor del eBook ha realizado todos los esfuerzos razonables para proporcionar información actualizada y precisa a los lectores del eBook. El autor y sus asociados no serán responsables de ningún error u omisión no intencional que se pueda encontrar. El material del eBook puede incluir información de terceros. Los materiales de terceros forman parte de las opiniones expresadas por sus propietarios. Como tal, el autor del libro electrónico no asume responsabilidad alguna por el material u opiniones de terceros.

TABLA DE CONTENIDO

INTRODUCCIÓN

Una dieta baja en grasas reduce la cantidad de grasa que se ingiere a través de los alimentos, a veces de manera drástica. Dependiendo de cuán extremo se implemente este concepto de dieta o nutrición, se pueden consumir solo 30 gramos de grasa por día.

Con la nutrición de alimentos integrales convencional de acuerdo con la interpretación de la Sociedad Alemana de Nutrición, el valor recomendado es más del doble (aproximadamente 66 gramos o 30 a 35 por ciento de la ingesta diaria de energía). Al reducir en gran medida la grasa de la dieta, los kilos deben bajar y / o no sentarse en las caderas.

Incluso si no hay alimentos prohibidos per se con esta dieta: con salchicha de hígado, crema y papas fritas, ha alcanzado el límite diario de grasa más rápido de lo que puede decir "lejos de estar lleno". Por lo tanto, para una dieta baja en grasas, principalmente o exclusivamente alimentos con bajo contenido en grasas deben terminar en el plato, preferiblemente grasas "buenas" como las del pescado y los aceites vegetales.

¿CUÁLES SON LOS BENEFICIOS DE UNA DIETA BAJA EN GRASAS?

La grasa proporciona ácidos grasos vitales (esenciales). El cuerpo también necesita grasa para poder absorber ciertas vitaminas (A, D, E, K) de los alimentos. Por lo tanto, eliminar la grasa de su dieta por completo no sería una buena idea.

De hecho, especialmente en las naciones industrializadas ricas, cada día se consume mucha más grasa de la recomendada por los expertos. Un problema con esto es que la grasa es particularmente rica en energía: un gramo contiene 9.3 calorías y, por lo tanto, el doble que un gramo de carbohidratos o proteínas. Por tanto, una mayor ingesta de grasas favorece la obesidad. Además, se dice que demasiados ácidos grasos saturados, como los de la mantequilla, la manteca de cerdo o el chocolate, aumentan el riesgo de enfermedades cardiovasculares e incluso cáncer. Consumir dietas bajas en grasas podría prevenir ambos problemas.

ALIMENTOS BAJOS EN GRASA: TABLA PARA LAS ALTERNATIVAS MIGRAS

La mayoría de las personas deben saber que no es saludable meterse en grasas incontroladas. Las fuentes obvias de grasa, como los bordes de grasa en la carne y las salchichas o los lagos de mantequilla en la sartén, son fáciles de evitar.

Se vuelve más difícil con grasas ocultas, como las que se encuentran en pasteles o quesos. Con este último, la cantidad de grasa a veces se da como un porcentaje absoluto, a veces como "% FiTr.", Es decir, el contenido de grasa en la materia seca que surge cuando se elimina el agua de los alimentos.

Para una dieta baja en grasas hay que mirar con cuidado, porque un quark de nata con 11,4% de grasa suena más bajo en grasa que uno con 40% de FiTr. Ambos productos tienen el mismo contenido de grasa. Las listas de expertos en nutrición (p. Ej., El DGE) ayudan a integrar una dieta baja en grasas en la vida cotidiana de la forma más sencilla posible y a evitar tropiezos. Por ejemplo, aquí hay una tabla en lugar de una (alimentos ricos en grasas con alternativas bajas en grasas):

Alimentos ricos en grasas

Alternativas bajas en grasas

Manteca

Queso crema, quark de hierbas, mostaza, crema agria, pasta de tomate

Patatas fritas, patatas fritas, croquetas, tortitas de patata

Patatas asadas, patatas al horno o patatas al horno

Panceta de cerdo, salchicha, oca, pato

Ternera, venado, pavo, chuleta de cerdo, -lende, pollo, pechuga de pato sin piel

Lyoner, mortadela, salami, salchicha de hígado, morcilla, tocino

Jamón cocido / ahumado sin borde graso, salchichas bajas en grasa como jamón de salmón, pechuga de pavo, carnes asadas, salchicha aspic

Alternativas sin grasa a la salchicha o el queso o para combinar con ellas

Tomate, pepino, rodajas de rábano, lechuga en pan o incluso rodajas de plátano / rodajas finas de manzana, fresas

Palitos de pescado

Pescado al vapor con bajo contenido graso

Atún, salmón, caballa, arenque

Bacalao al vapor, carbonero, eglefino

Leche, yogur (3,5% de grasa)

Leche, yogur (1,5% de grasa)

Crema de quark (11,4% de grasa = 40% FiTr.)

Quark (5,1% de grasa = 20% de FiTr.)

Queso doble crema (31,5% de grasa)

Queso en capas (2.0% de grasa = 10% FiTr.)

Queso graso (> 15% grasa = 30% FiTr.)

Quesos bajos en grasa (máx.15% grasa = máx.30% FiTr.)

Creme fraiche (40% de grasa)

Crema agria (10% de grasa)

Mascarpone (47,5% de grasa)

Queso crema granulado (2,9% de grasa)

Pastel de frutas con masa quebrada

Pastel de frutas con levadura o masa de bizcocho

Bizcocho, bizcocho de crema, galletas con chispas de chocolate, galletas de mantequilla, chocolate, barras

Dulces bajos en grasa como pan ruso, bizcochos, frutos secos, ositos de goma, chicles de frutas, mini besos de chocolate (atención: ¡azúcar!)

Crema de turrón de nueces, rodajas de chocolate

Queso crema granulado con un poco de mermelada

Croissants

Croissants de pretzel, panecillos integrales, pasteles de levadura

Nueces, papas fritas

Palitos de sal o pretzels

Helado

Helado de frutas

Aceitunas negras (35,8% de grasa)

aceitunas verdes (13,3% de grasa)

DIETA BAJA EN GRASA: CÓMO AHORRAR GRASA EN EL HOGAR

Además de intercambiar ingredientes, hay algunos otros trucos que puede utilizar para incorporar una dieta baja en grasas a su vida diaria:

Cocer al vapor, guisar y asar a la parrilla son métodos de cocción que ahorran grasa para una dieta baja en grasas.

Cocine en el Römertopf o con ollas especiales de acero inoxidable. Los alimentos también se pueden preparar sin grasa en sartenes recubiertos o en papel de aluminio.

También puede ahorrar grasa con un rociador de bomba: agregue aproximadamente la mitad del aceite y el agua, agítelo y rocíelo en la base de los utensilios de cocina antes de freír. Si no tiene un rociador de bomba, puede engrasar los utensilios de cocina con un cepillo; esto también ahorra grasa.

Para una dieta baja en grasas en salsas de crema o guisos, reemplace la mitad de la crema con leche.

Deje que las sopas y salsas se enfríen y luego retire la grasa de la superficie.

Prepare salsas con un poco de aceite, crema agria o leche.

Los caldos de verduras y asados se pueden combinar con verduras en puré o patatas crudas ralladas para una dieta baja en grasas.

Coloque papel pergamino o papel de aluminio en la bandeja para hornear, luego no es necesario engrasar.

Simplemente agregue un pequeño trozo de mantequilla y hierbas frescas a los platos de verduras, y los ojos pronto también comerán.

Ate los platos de crema con gelatina.

DIETA BAJA EN GRASAS: ¿QUÉ TAN SALUDABLE ES REALMENTE?

Durante mucho tiempo, los expertos en nutrición han estado convencidos de que una dieta baja en grasas es la clave para una figura delgada y saludable. La mantequilla, la nata y las carnes rojas, por otro lado, se consideraban un peligro para el corazón, los valores sanguíneosy escamas. Sin embargo, cada vez más estudios sugieren que la grasa en realidad no es tan mala como parece. En contraste con un plan de nutrición reducido en grasas, los sujetos de prueba podrían, por ejemplo, seguir un menú mediterráneo con mucho aceite vegetal y pescado, estar más saludables y aun así no engordar.

Al comparar diferentes estudios sobre grasas, los investigadores estadounidenses encontraron que no había conexión entre el consumo de grasas saturadas y el riesgo de enfermedad coronaria. Tampoco hubo evidencia científica clara de que las dietas bajas en grasas prolonguen la vida. Los científicos solo clasificaron como peligrosas las denominadas grasas trans, que se producen, entre otras cosas, durante la fritura y el endurecimiento parcial de las grasas vegetales (en patatas fritas, patatas fritas, productos horneados preparados, etc.).

Aquellos que solo o principalmente comen alimentos bajos en grasa o sin grasa probablemente comen más conscientemente en general, pero corren el riesgo de consumir muy pocas "grasas buenas". También existe el riesgo de falta de vitaminas liposolubles, que nuestro cuerpo necesita para absorber las grasas.

Dieta baja en grasas: el resultado final

Una dieta baja en grasas requiere lidiar con los alimentos que se pretenden consumir. Como resultado, es probable que uno sea más consciente de comprar, cocinar y comer.

Sin embargo, para la pérdida de peso, no es principalmente de dónde provienen las calorías lo que cuenta, sino que usted ingiera menos por día de lo que usa. Más aún: las grasas (esenciales) son necesarias para la salud en general, ya que sin ellas el cuerpo no puede utilizar ciertos nutrientes y no puede llevar a cabo ciertos procesos metabólicos.

En resumen, esto significa: una dieta baja en grasas puede ser un medio eficaz para controlar el peso o para compensar la indulgencia por las grasas. No es aconsejable prescindir por completo de la grasa dietética.

APIO SCHNITZEL

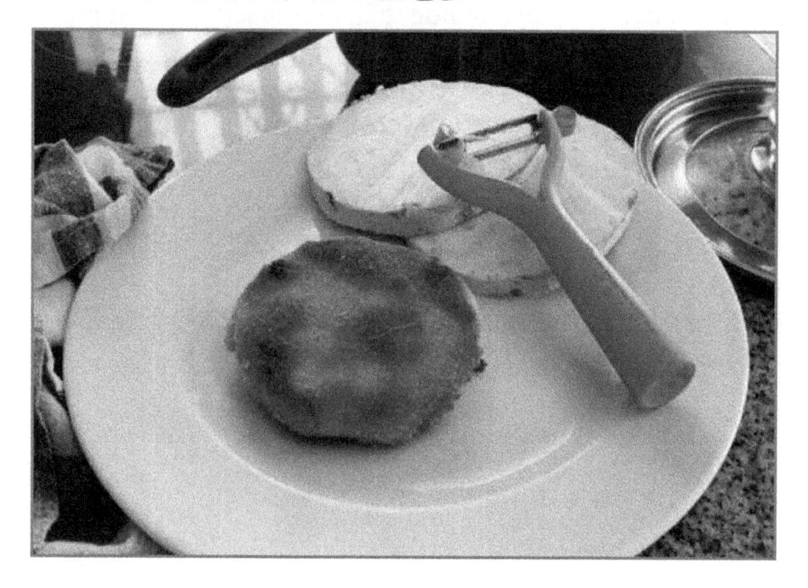

Porciones: 2

INGREDIENTES

- 1 PC Bulbo de apio
- 1 disparo Jugo de limón para rociar
- 1 premio sal
- 1 premio Pimienta del molinillo
- para el empanado
- 2 cucharadas Harina
- 2 piezas Huevos medianos
- 3 cucharadas migas de pan

PREPARACIÓN

Pelar el apio, cortarlo en rodajas de 0,5 a 1 cm de grosor, rociar con un poco de zumo de limón y sazonar con sal y pimienta.

A continuación, empanar el escalope de apio - primero voltee los trozos en harina, luego en huevo batido y finalmente en pan rallado. Presione un poco el empanado con los dedos.

Por último, calentar una sartén rebozada con aceite o mantequilla clarificada y freír el escalope de apio por ambos lados durante unos 5 minutos.

ENSALADA DE APIO CON NUECES

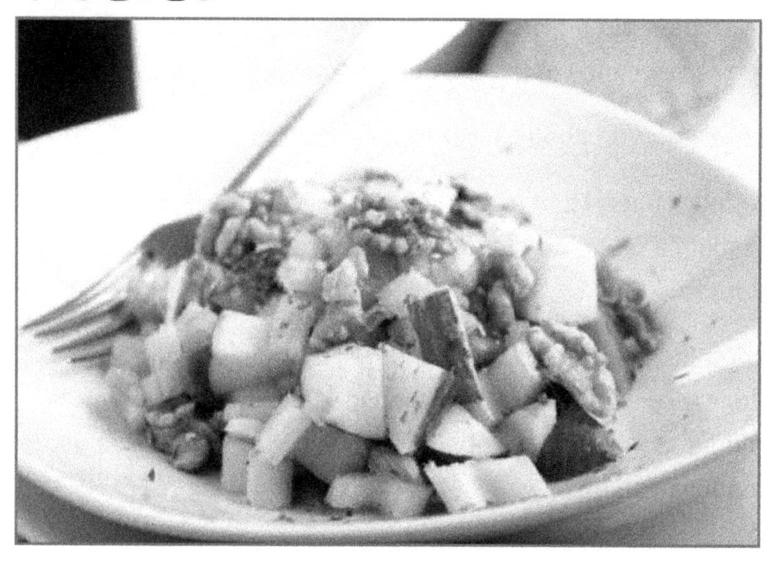

S

Porciones: 4

INGREDIENTES

- 1 Federación apio
- 2 piezas Manzanas
- 1 PC cebolla
- 50 GRAMOS Nueces picadas
- para el aderezo
- 4 cucharadas aceite de nuez
- 4 cucharadas Aceite de colza
- 4 cucharadas Vinagre balsámico
- 1 premio sal

- 1 premio pimienta

PREPARACIÓN

Lavar bien el apio y las manzanas y cortar ambos en trozos pequeños, aprox. 1 cm de tamaño.

Luego pela la cebolla y córtala en trozos pequeños.

Mezcle el aceite de colza, el aceite de nuez y el vinagre balsámico en un aderezo y luego agregue sal y pimienta al gusto.

Ponga las nueces, las manzanas, el apio, la cebolla y el aderezo en un bol y deje reposar la ensalada de apio. Coloque en el refrigerador durante unos 30 minutos y luego sirva.

YOGURT HECHO EN CASA

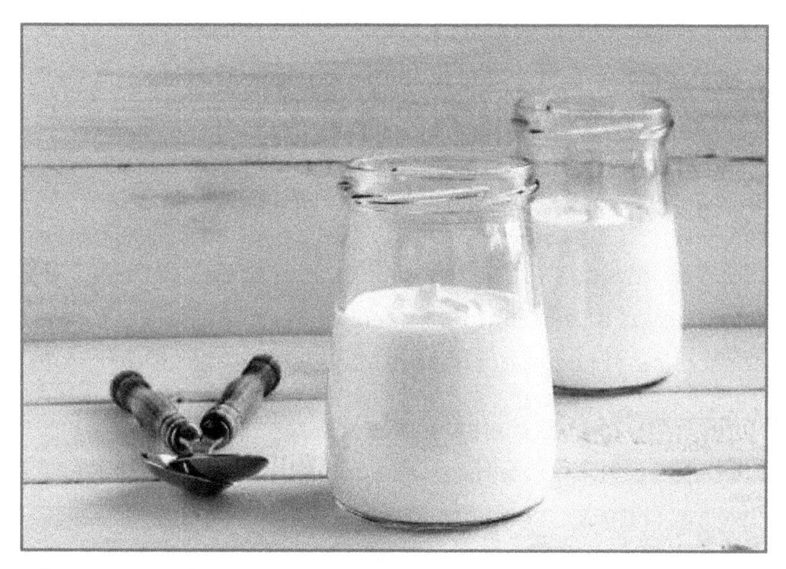

Porciones: 4

INGREDIENTES

- 1 l Leche entera ecológica, fresca
- 150 G Yogur natural ecológico, con culturas vivas
- 4 piezas Frascos de rosca
- 1 PC Termómetro de líquido

PREPARACIÓN

Primero precaliente el horno a 50 ° C de temperatura superior / inferior.

Luego poner la leche entera fresca en una cacerola y calentar a 90 ° C, revolviendo constantemente, y mantener por unos 5 minutos. Asegúrese de medir la temperatura con un termómetro.

A continuación, retire la leche del fuego y déjela enfriar a 49 ° C. Mida la temperatura exacta con un termómetro.

Ahora coloque 4 frascos limpios con tapa de rosca en una fuente refractaria. Agregue el yogur natural a la leche y distribuya la mezcla de leche y yogur en los frascos con tapón de rosca.

Coloca la lata con los vasos en el horno precalentado y no la muevas si es posible. Luego apague el horno y deje reposar los frascos durante 10 horas.

Finalmente, cierre bien los frascos con una tapa y guárdelos en el frigorífico. El yogur casero sabe muy bien con frutas o compotas.

ESPAÑOLA CASERA

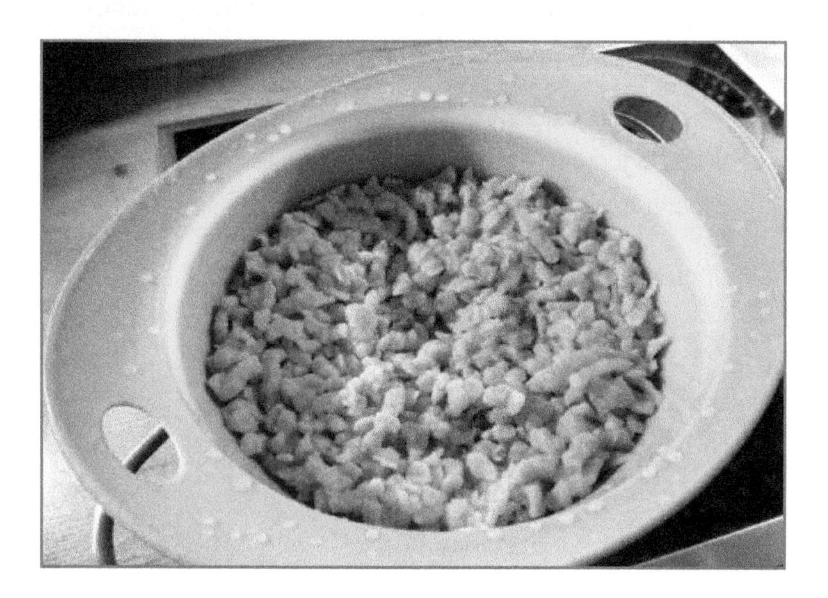

Porciones: 3

INGREDIENTES

- 375 G Harina
- 2 piezas Huevos
- 1 premio sal
- 250 ml agua

PREPARACIÓN

Para ello, tamice la harina en un bol, agregue los huevos y una buena pizca de sal y revuelva suavemente con una cuchara de madera.

Luego revuelva vigorosamente con una batidora de mano (gancho para masa), agregando el agua a sorbos hasta que la masa burbujee, esté suave y no demasiado firme.

Con una prensa spaetzle (posiblemente en porciones), vierta la masa en una cacerola ancha con agua hirviendo y déjela reposar (aproximadamente 4 - 6 minutos).

Tan pronto como salgan a la superficie, saca las spaetzle caseras del agua con una espumadera y vierte en un colador para escurrir.

SAL HERBARIA PROPIA

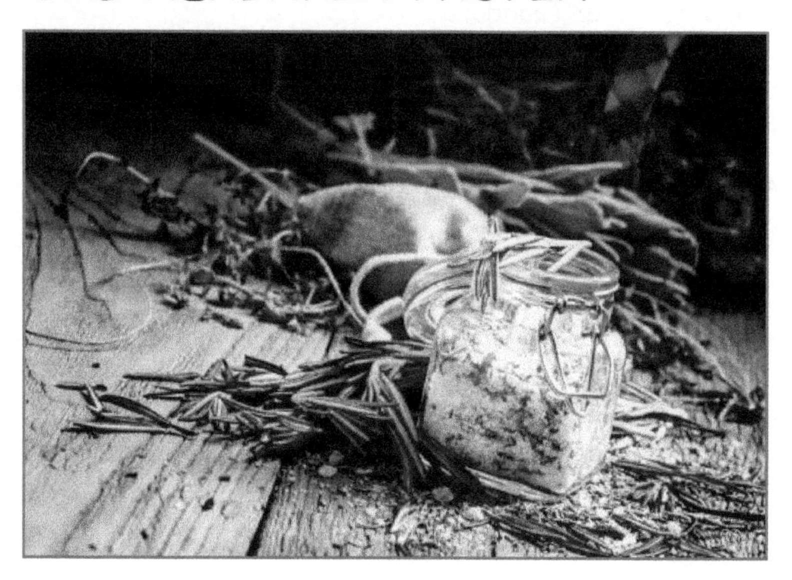

S

Porciones: 5

INGREDIENTES

- 1 Federación Mejorana
- 1 kilogramo Sal marina (gruesa)
- 1 Federación perejil
- 1 Federación Romero
- 1 Federación cebollín
- 1 Federación tomillo
- 1 Federación sabio

PREPARACIÓN

Coloque el romero, el tomillo, la salvia, el cebollino, el perejil y la mejorana en una bandeja para hornear y seque en el horno a 35 ° C durante unos 30 minutos. Gírelo de vez en cuando.

Luego separe las hojas de los tallos y mezcle las hojas con la sal marina.

Ahora machaca la sal y las hierbas con un mortero y mezcla bien.

La sal de hierbas se puede usar inmediatamente para condimentar o verter en frascos limpios y secos con tapones de rosca para su almacenamiento.

TIRAS DE CERDO CON CHALLOTAS

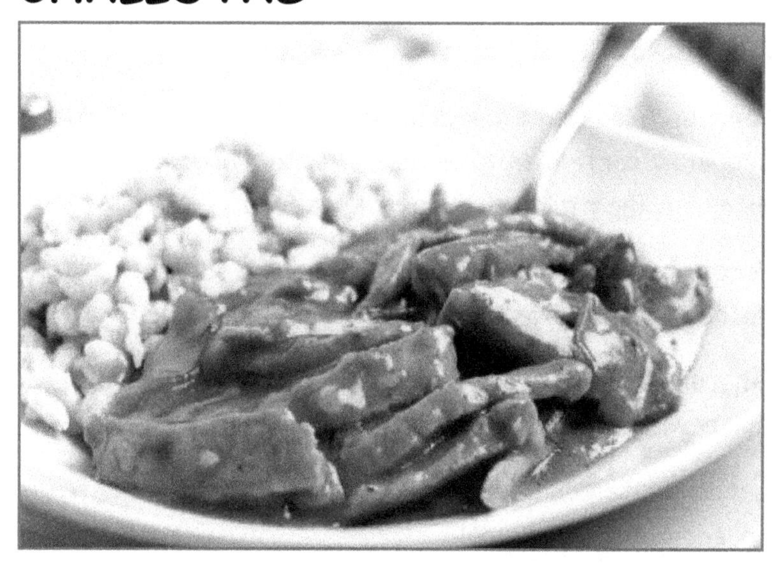

S

Porciones: 4

INGREDIENTES

- 500 G Cerdo, magro
- 8 piezas chalotes
- 3 cucharadas Aceite de colza
- 3 TL Pimentón en polvo, dulce noble
- 0,5 TL polvo de curry
- 1 premio Alcaravea molida
- 150 ml Vino blanco seco
- 400 ml Caldo de verduras
- 200 ml Tomates enlatados

- 1 PC Hoja de laurel
- 1 TL sal y pimienta
- 2 cucharadas crema

PREPARACIÓN

Para las tiras de cerdo, primero lave la carne de cerdo, séquela y córtela en tiras de 2-3 cm de largo. Pelar y picar finamente las chalotas y la cebolla.

A continuación, calentar el aceite en una sartén y sofreír las chalotas y las cebollas, así como el cerdo.

Ahora espolvorear con pimentón, curry y semillas de alcaravea, freír brevemente y luego desglasar con vino.

Luego vierte el caldo de verduras y el puré de tomate y agrega la hoja de laurel.

Tapar y dejar cocer el cerdo desmenuzado durante unos 30-40 minutos a fuego suave.

Cuando termine el tiempo de cocción, retire la hoja de laurel, agregue la nata y sazone con sal y pimienta.

FILETE DE CERDO CON SALSA DE PAPRIKA

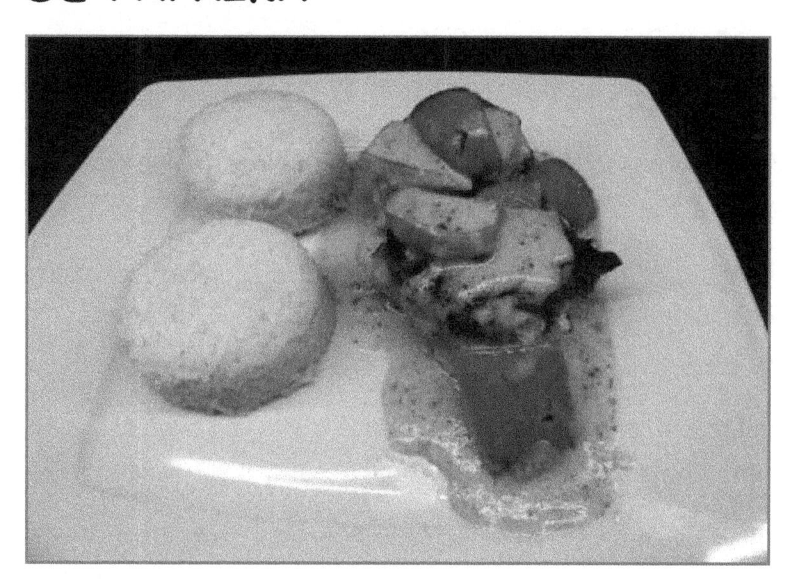

Porciones: 4

INGREDIENTES

- 800 G Solomillo de cerdo
- 3 cucharadas aceite de oliva
- 1 premio sal
- 1 premio Pimienta del molinillo
- 12Schb tocino
- para la salsa
- 1 PC cebolla
- 1 PC diente de ajo
- 2 piezas Pimientos rojos
- 1 PC Pimiento, amarillo

- 120 g Tomates enlatados
- entre romero
- entre tomillo
- 1 disparo crema

PREPARACIÓN

Primero precaliente el horno a 180 grados (calor de arriba a abajo).

Luego, corta los pimientos por la mitad, quita el corazón, lava los pimientos por la mitad y córtalos en trozos pequeños.

Pelar y picar finamente la cebolla y el ajo. Lavar el tomillo y el romero, agitar para secar y picar finamente.

Ahora sazona el filete de cerdo con sal y pimienta, calienta el aceite de oliva en una fuente para asar, fríe la carne por todas partes y luego saca la carne de la fuente para asar.

A continuación, sofreír brevemente la cebolla y los ajos en el residuo de la fritura, añadir el romero y el tomillo y sofreír brevemente.

Luego agregue un poco más de aceite, agregue los trozos de pimiento y deje hervir a fuego lento durante aproximadamente 1 minuto mientras revuelve.

Finalmente agregue los tomates, envuelva el solomillo con las rodajas de tocino, coloque sobre las verduras y cocine tapado en el horno precalentado durante unos 10-15 minutos.

GUISADO DE SALSIFY NEGRO

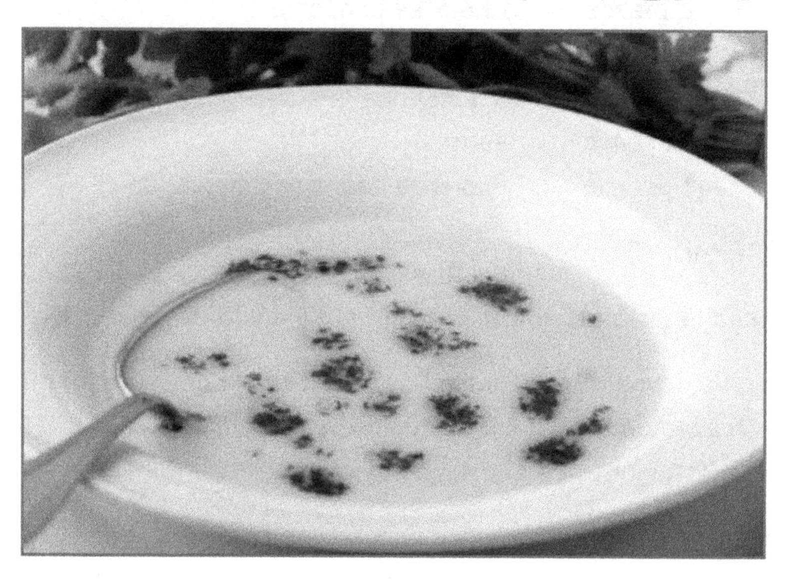

Porciones: 2

INGREDIENTES

- 2 cucharadas Vinagre, para el agua con vinagre
- 1 cucharada Eneldo picado
- para el guiso
- 1 premio sal
- 1 premio Pimienta negra recién molida
- 500 G Salsifí
- 300 G Patatas cerosas
- 8 piezas Zanahorias
- 2 cucharadas Aceite vegetal
- 700 ml Caldo de verduras
- 100 GRAMOS Guisantes, jóvenes, congelados
- 1 premio Alcaravea molida

- por el deposito
- 2 piezas Chalotes pequeños
- 200 g Carne picada de ternera
- 0,5 TL Alcaravea molida
- 1 premio sal
- 1 premio Pimienta negra recién molida

PREPARACIÓN

Ponga un poco de vinagre en un bol y llénelo de agua.

Cepille, lave y pele el salsifí con agua fría. Luego cortar en trozos de unos 2 cm de tamaño y colocar inmediatamente en el agua con vinagre.

Luego pela, lava y corta las zanahorias en dados. Pelar y lavar las patatas y también cortarlas en cubos pequeños.

Para la guarnición, pelar las chalotas y picar finamente. Luego mezcle en un bol con la carne picada, las semillas de alcaravea, la sal y la pimienta y forme pequeñas albóndigas.

Ahora escurre el salsifí. Calentar el aceite en una cacerola y añadir el salsifí negro con las patatas y las zanahorias picadas. Cocine todo al vapor mientras revuelve durante unos 3-4 minutos y desglasar con el caldo.

Tape y cocine el guiso de salsifí negro a fuego medio durante unos 10 minutos. Luego agregue los guisantes y las albóndigas y deje que todo hierva a fuego lento durante otros 15 minutos.

Condimente el guiso con sal, pimienta y semillas de alcaravea y vierta en tazones de sopa precalentados. Esparcir el eneldo picado encima y servir inmediatamente.

ENSALADA RÁPIDA DE ZANAHORIA

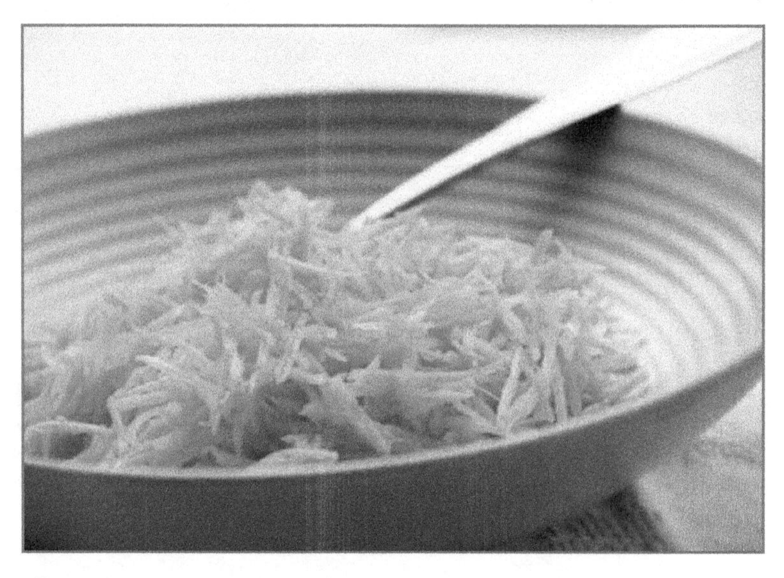

S

Porciones: 2

INGREDIENTES

- 6 piezas Zanahorias orgánicas
- 3 piezas Naranjas orgánicas
- 2 cucharadas petróleo
- 1 premio Azúcar de abedul / xilitol

PREPARACIÓN

Primero lava las zanahorias, corta el tallo y ralla los trozos de zanahoria con un rallador.

Luego corta las naranjas por la mitad y exprímelas.

Ahora ponga la zanahoria rallada, el jugo de naranja, el aceite y el azúcar de abedul en un bol y revuelva bien: la ensalada rápida de zanahoria está lista.

PORRIDGE DE AVENA RÁPIDA CON PULPA DE MANZANA

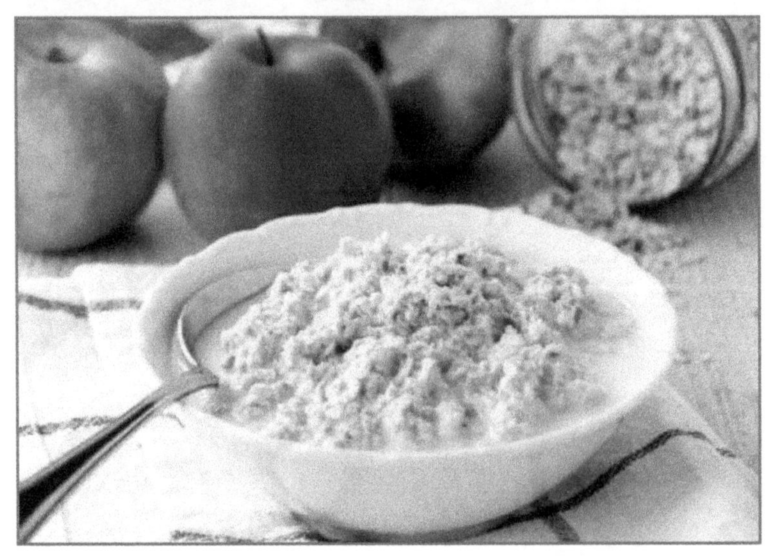

Porciones: 4

INGREDIENTES

- 200 ml Leche de avena (bebida de avena)
- 20 G Avena tierna
- 2 cucharadas Pulpa de manzana ecológica

PREPARACIÓN

Para comenzar, tome una cacerola pequeña, agregue la leche de avena, lleve a fuego lento a fuego medio, retire del fuego y luego agregue la avena.

Luego, deje reposar todo durante unos 5 minutos, agregue la pulpa de manzana y luego sirva la papilla de leche de avena terminada con pulpa de manzana cuando se enfríe.

SOPA DE LENTEJAS RÁPIDA

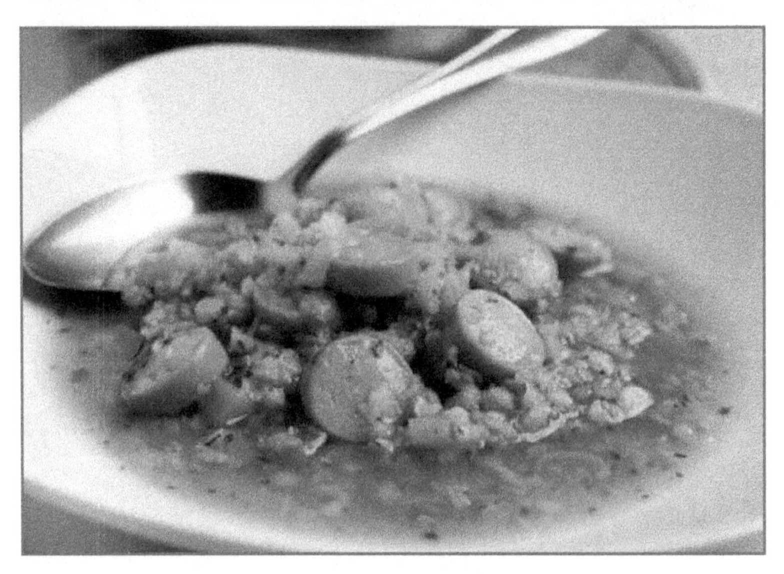

S

Porciones: 2

INGREDIENTES

- 1 Federación Verduras para sopa
- 150 G Lentes rojas
- 1 cucharada aceite de oliva
- 1 cucharada Caldo de verduras instantáneo
- 2 piezas vienés
- 1 disparo Vinagre de sidra de manzana
- 1 premio sal
- 1 premio pimienta

PREPARACIÓN

Primero limpie las verduras para sopa y córtelas en cubos pequeños.

Luego tueste brevemente en aceite de oliva.

Cuando las verduras estén ligeramente doradas, desglasar con el agua.

Ahora agrega las lentejas rojas y lleva todo a ebullición.

Ahora agregue el caldo de verduras instantáneo.

Luego déjelo hervir a fuego lento durante unos 10 minutos.

Ahora agregue las rebanadas salchichas salchichas a la sopa y déjelas reposar durante otros 5 minutos.

A continuación, agregue la sal y la pimienta y redondee el sabor de la sopa con el vinagre de sidra de manzana.

SALSA DE JAMÓN Y SETAS

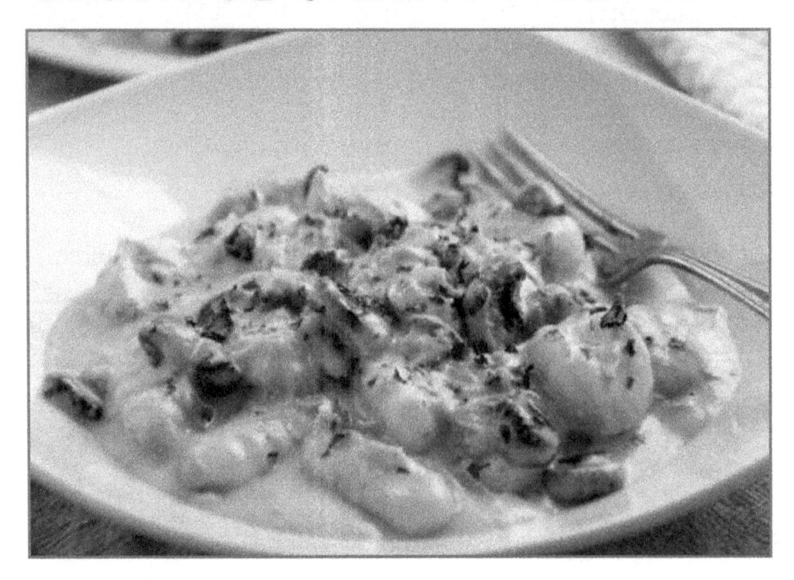

S

Porciones: 3

INGREDIENTES

- 1 taza champiñón
- 3 Bl jamón
- 200 ml crema
- 1 PC cebolla
- 1 premio sal
- 1 cucharada Perejil (picado)
- 1 cucharada petróleo
- 1 premio pimienta

PREPARACIÓN

Pelar la cebolla y cortarla en cubos pequeños. Picar finamente los champiñones y el jamón en dados.

Freír todo junto en una sartén con aceite. Agrega Rama Cremefine y un chorrito de agua.

Sazone al gusto con sal y pimienta. Finalmente añadir el perejil picado y dejar hervir hasta que se forme una salsa espesa.

EGLEFINO

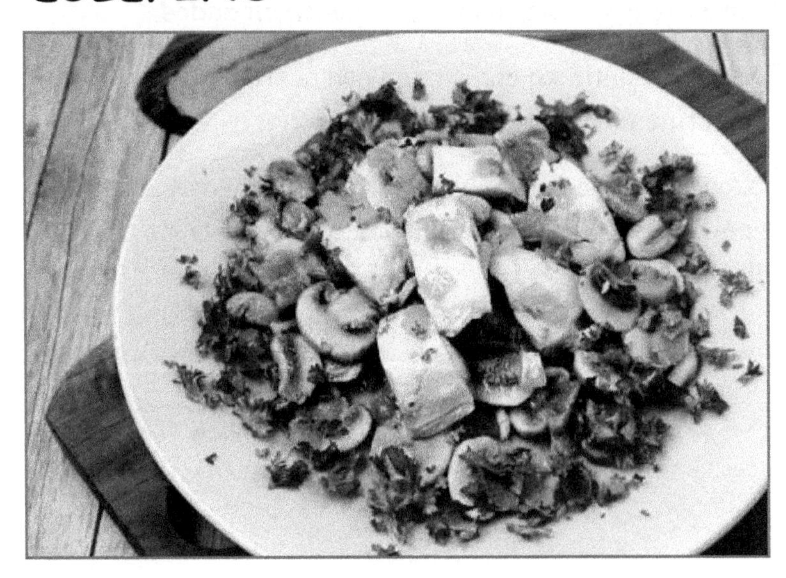

S

Porciones: 4

INGREDIENTES

- 600 G Filetes de eglefino
- 1 PC cebolla
- 3 piezas Dientes de ajo
- 125 ml vino blanco
- 250 g Hongos
- 1 Federación Perejil picado
- 1 premio sal
- 1 premio pimienta
- 1 disparo petróleo

PREPARACIÓN

Primero limpia los champiñones y córtalos en rodajas. Pelar y picar finamente la cebolla y los dientes de ajo.

Cortar el pescado en trozos más grandes, calentar el aceite en una sartén y freír los trozos de pescado brevemente por ambos lados.

Luego vierta el vino blanco, agregue los champiñones, la cebolla y el ajo y cubra y deje hervir a fuego lento durante unos 20 minutos.

Luego sazone el eglefino con sal y pimienta y déjelo reposar nuevamente durante 5 minutos.

PATATAS DEL TESORO

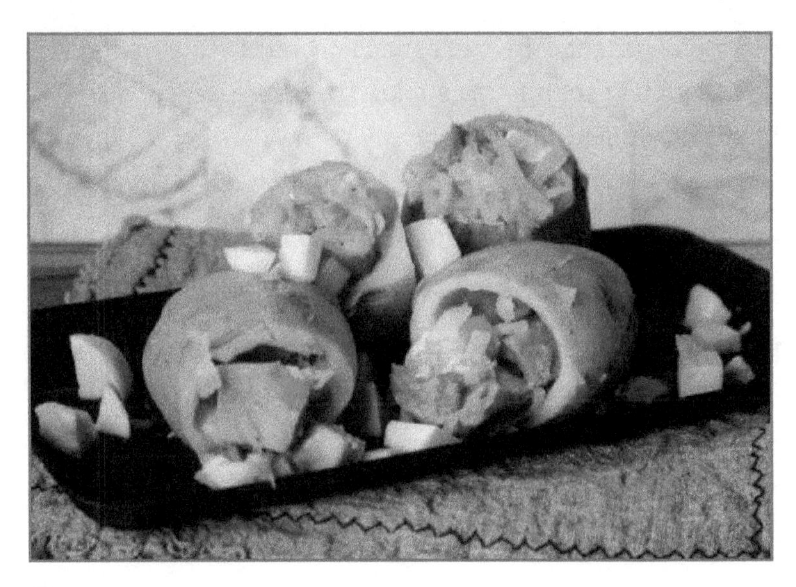

S

Porciones: 4

INGREDIENTES

- 8 piezas Patatas, genial
- 200 g Col de col rizada
- 200 g Zanahorias
- 125 G Queso Mozzarella
- 1 premio sal
- 1 premio Pimienta blanca
- 0,25 litros Caldo de verduras
- 50 GRAMOS Mantequilla de hierbas
- 1 Federación Mejorana, fresca
- 1 cucharada aceite de oliva
- 100 GRAMOS Dados de jamón crudo

PREPARACIÓN

Primero, pele las papas, lávelas, déjelas hervir en agua con sal y cocine durante unos 12 minutos; las papas aún no deben estar completamente blandas. Luego escurre las patatas y déjalas enfriar.

Ahora retire las hojas exteriores del repollo de Saboya, corte el repollo por la mitad y corte el tallo. Enjuague la col rizada y córtela en cubos finos.

Pelar, lavar y cortar las zanahorias en dados. También corta la mozzarella en cubos finos.

A continuación, el repollo y las zanahorias separados brevemente en agua con sal se blanquean, luego se colocan en un colador y se escurren.

Ahora ahueca con cuidado las patatas enfriadas con un cortador de bolas o una cuchara y colócalas una al lado de la otra en una fuente de horno grande.

A continuación, pique el interior de las patatas y mézclelas con la col rizada, las zanahorias y la mozzarella, luego sazone con sal y pimienta y rellene con las patatas ahuecadas.

Ahora vierta el caldo de verduras en la fuente para hornear, extienda la mantequilla de hierbas en hojuelas sobre las papas y coloque la fuente para hornear a 180 grados de temperatura superior / inferior en el medio del horno y hornee durante 20 a 30 minutos.

Mientras tanto, enjuague la mejorana, seque, saque las hojas de los tallos y córtelas en trozos pequeños. Las freímos en la sartén con el jamón cortado en dados y el aceite y luego las distribuimos sobre las patatas cocidas.

VERDURAS CALIENTES

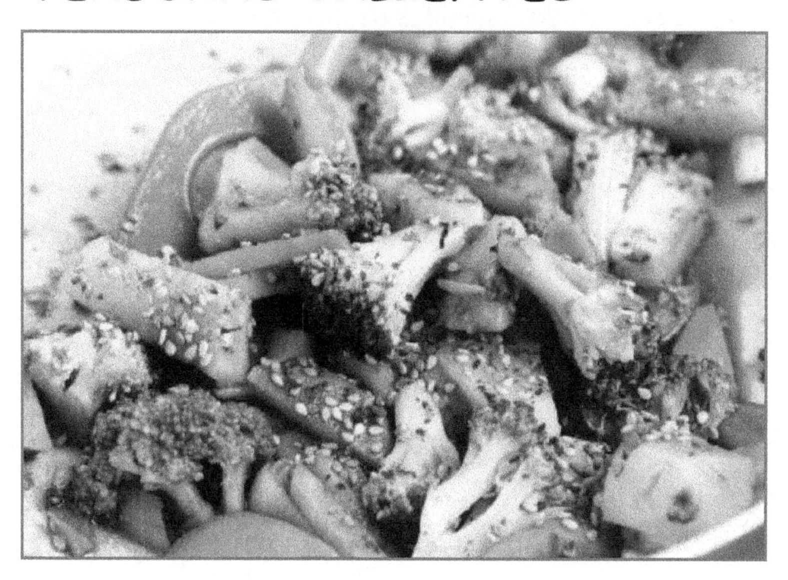

S

Porciones: 4

INGREDIENTES

- 3 piezas Zanahorias
- 250 g brócoli
- 1 Federación Cebollas de primavera
- 2 piezas Dientes de ajo
- 30 G jengibre
- 1 PC Ají rojo
- 5 Schb Piña (lata)
- 150 ml Jugo de piña
- 100 ml Caldo de verduras (instantáneo)
- 1 cucharada Chutney de mango
- 2 cucharadas Vinagre de arroz

- 2 cucharadas Azúcar moreno
- 1 cucharada semillas de sésamo
- 1 TL sal

PREPARACIÓN

Primero tueste las semillas de sésamo en una sartén antiadherente durante unos minutos, revolviendo constantemente. Luego deja que las semillas se enfríen.

Picar el brócoli en floretes pequeños, lavar con cuidado y escurrir en un colador. Luego raspa y pellizca las zanahorias.

A continuación, lava el jengibre y córtalo en trozos pequeños. Ahora pele los dientes de ajo y píquelos finamente. Limpiar, lavar y cortar las cebolletas en aros. Cortar la guindilla a lo largo, quitar las semillas, lavar y cortar en cubos pequeños.

Ahora vierte la piña de la lata por un colador, recogiendo el jugo en un bol o en un vaso grande y cortando la pulpa en trozos pequeños.

Luego calentar el aceite en un wok y sofreír el brócoli y las zanahorias durante 2 minutos.

A continuación, añadir el jengibre, el ajo, la guindilla y los trozos de cebolleta y sofreír durante 1 minuto.

Luego mezcla la salsa picante de mango con el jugo de piña y el caldo. Luego vierte la mezcla junto con el vinagre de arroz, agrega el azúcar moreno y la sal y lleva a ebullición una vez.

Finalmente, espolvorear las semillas de sésamo tostadas sobre las verduras calientes al gusto y servir.

GUISADO DE CALABAZA AFILADO

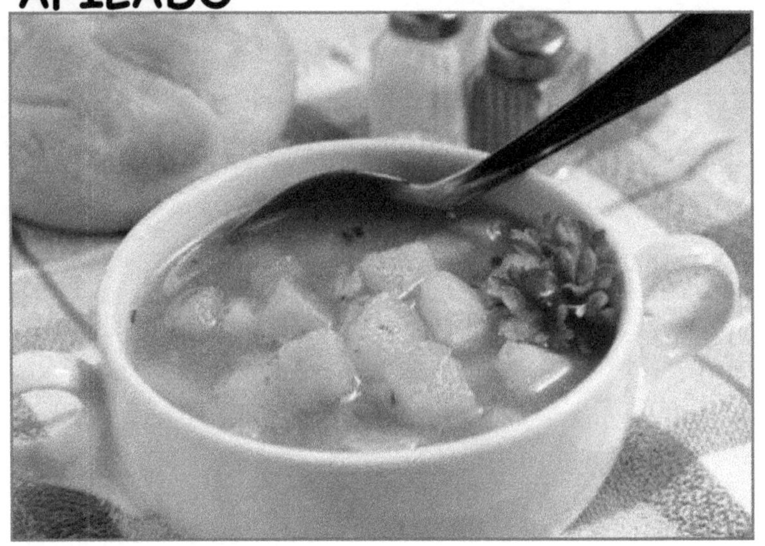

S

Porciones: 4

INGREDIENTES

- 2 piezas Cebollas medianas
- 400 G Zanahorias
- 500 G Patatas, principalmente cerosas
- 800 G calabaza
- 2 etapas Puerros, pequeños
- 5 cucharadas petróleo
- 1 l Caldo de verduras instantáneo
- 40 G Cacahuetes sin sal
- 0.5 Federación cebollín

- 1 PC   Ají, rojo, pequeño
- 1 PC   Ají verde
- 1 premio   sal
- 1 premio   pimienta de cayena
- 1 premio   azúcar
- 1 msp   Pimentón en polvo, dulce noble
- 1 cucharada   Granos de pimienta negros

PREPARACIÓN

Primero pele las cebollas y córtelas en cubos finos. A continuación, pelar, lavar y cortar las patatas en dados. Cortar ligeramente las zanahorias en la parte superior de las verduras y las raíces en la parte inferior, pelar si es necesario, de lo contrario lavar y cortar en rodajas finas.

Ahora retire los extremos de la raíz del puerro y corte el puerro verde oscuro, luego córtelo en anillos finos. A continuación, pele la calabaza, córtela a lo largo y quítele las semillas con una cuchara (el Hokkaido no tiene por qué pelarse necesariamente). Luego córtelo en cubos del tamaño de un bocado.

A continuación, calentar el aceite en una cacerola, sofreír brevemente el puerro, la cebolla y la zanahoria, añadir las patatas, desglasar con el caldo y tapar con una tapa y dejar hervir a fuego moderado durante unos 20 minutos.

A continuación, ase los cacahuetes en una sartén seca hasta que estén dorados. Lavar, secar y cortar el cebollino en finos rollos y los chiles en finos aros.

Finalmente, sazone el guiso picante de calabaza con sal, pimienta de cayena, azúcar y pimentón, luego agregue la guindilla. Sirva espolvoreado con maní, cebollino y pimienta negra en grano.

CHALOTAS CON VINO TINTO Y SETAS

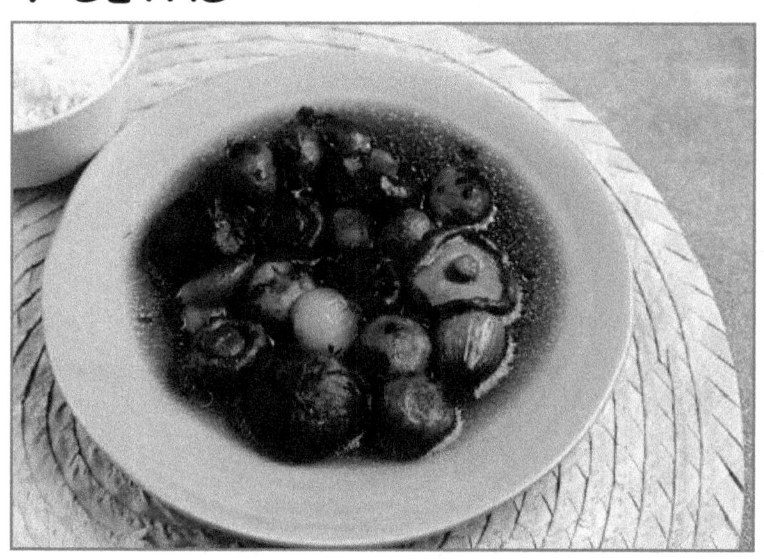

Porciones: 4

INGREDIENTES

- 20 piezas Chalotes pequeños
- 130 G Egerlinge, pequeño
- 130 G Hongos shiitake, pequeños
- 30 G manteca
- 130 ml Sopa de carne
- 130 ml Vino tinto fuerte
- 2 entre tomillo
- 1 premio sal
- 1 premio Pimienta recién molida

PREPARACIÓN

Primero pele las chalotas y limpie en seco las setas. También corte los tallos de los hongos shiitake.

Ahora derrita la mantequilla en una sartén, fría las chalotas y los champiñones durante unos 5 minutos, revolviendo con frecuencia.

Luego vierte el vino tinto y el caldo de carne, lava las ramitas de tomillo, agrega a la sartén y cocina a fuego moderado sin tapa durante unos 20 minutos.

Por último, condimentar las chalotas con vino tinto y las setas con sal y pimienta (al gusto).

ENSALADA DE SAUERKRAUT

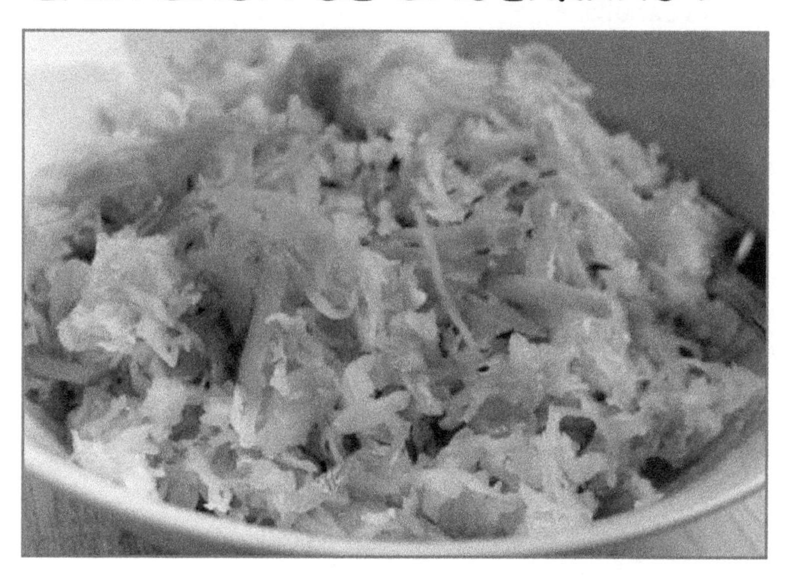

S

Porciones: 4

INGREDIENTES

- 500 G Chucrut
- 1 PC Zanahorias
- 1 PC manzana
- 1 PC cebolla
- 3 cucharadas petróleo
- 1 premio pimienta
- 1 premio Alcaravea molida

PREPARACIÓN

Ponga el chucrut en un bol y vierta un poco de jugo si es necesario.

Luego pele y ralle la zanahoria y la manzana. Pelar y picar la cebolla.

Mezcle las verduras preparadas con el aceite en el chucrut. Finalmente sazone con pimienta y semillas de alcaravea y deje reposar durante 15 minutos.

SALSA

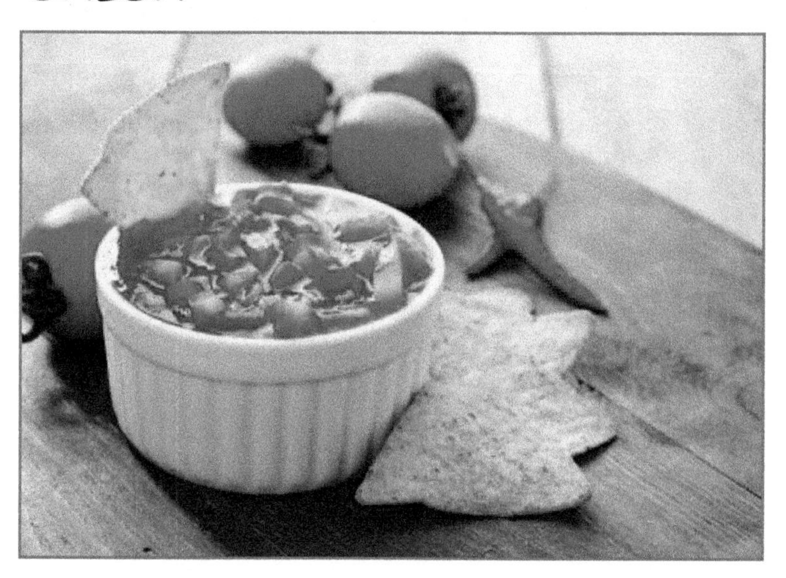

S

Porciones: 4

INGREDIENTES

- 5 piezas Tomates
- 2 piezas Chiles
- 1 PC cebolla
- 2 cucharadas Jugo de limon
- 1 premio sal
- 1 premio pimienta
- 1 cucharada vinagre

PREPARACIÓN

Lave los tomates y los chiles y córtelos en cubos pequeños. Luego pela y pica finamente la cebolla.

Mezcle todos los ingredientes preparados, agregue el vinagre y el jugo de limón y sazone con sal y pimienta.

Haga un puré grueso con una batidora de mano y déjelo reposar en el refrigerador durante al menos 2 horas.

ENSALADA DE FRIJOLES BLANCOS

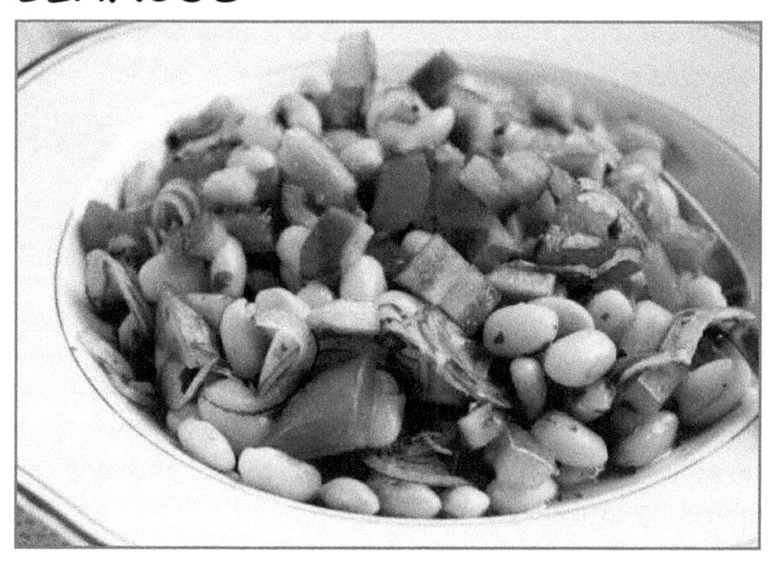

S

Porciones: 2

INGREDIENTES

- 2 piezas pimenton
- 2 piezas Tomates
- 1 PC Cebolleta
- 1 lata Frijoles blancos
- 1 TL Perejil seco
- 1 TL Jugo de limon
- 3 cucharadas aceite de oliva
- 1 cucharada Vinagre de sidra de manzana
- 0,25 TL sal

- 0,25 TL pimienta

PREPARACIÓN

Primero lava los tomates, córtalos en cubos pequeños y colócalos en una ensaladera, y haz lo mismo con los pimientos. Luego lava las cebolletas, córtalas en diagonal en aros estrechos y agrégalas.

Ahora vierta los frijoles enlatados por un colador y enjuague con agua debajo del grifo hasta que no se forme más espuma. Luego agregue los frijoles blancos a las verduras en el tazón.

Finalmente agregue aceite, vinagre, jugo de limón, perejil, sal y pimienta. ¡Ahora mezcla bien la ensalada con frijoles blancos y disfruta!

SOPA DE ROCKET CON LECHE DE COCO

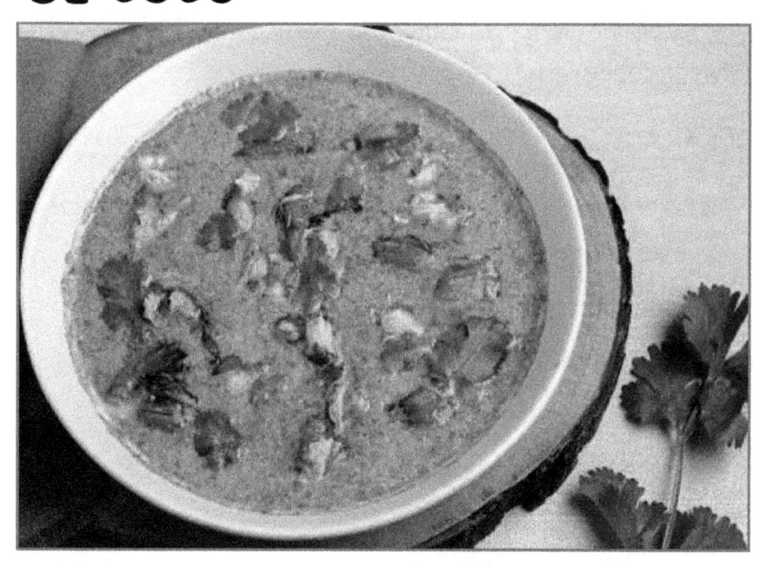

Porciones: 4

INGREDIENTES

- 150 G Rúcula
- 2 piezas chalotes
- 2 piezas Dientes de ajo
- 20 G manteca
- 0,5 piezas Ají rojo
- 1 PC Jengibre, fresco, 3 cm
- 600 ml Caldo de verduras
- 400 ml Leche de coco, sin azúcar, de lata
- 2 cucharadas Jugo de lima
- 1 premio sal

- 2 cucharadas Hojas de cilantro picadas

para el aderezo

- 150 G Carne de cangrejo del Mar del Norte
- 1 cucharada Hojas de cilantro

PREPARACIÓN

Primero pela las chalotas, el ajo y el jengibre y córtalos en trozos finos.

Luego descorazona la guindilla, lava la vaina y luego córtala en cubos finos. Clasificar la rúcula, lavar y escurrir bien.

Ahora caliente la mantequilla en una cacerola y rehogue las chalotas, el ajo, el jengibre y los cubitos de guindilla durante unos 3-4 minutos.

Agregue la rúcula y revuelva. Luego vierta el caldo y la leche de coco, agregue el jugo de lima y cocine a fuego medio durante unos 10 minutos.

Mientras tanto, enjuague los cangrejos brevemente con agua fría y déjelos escurrir.

La sopa de rúcula con leche de coco del fuego caliente, sazone con sal y el cilantro picado y haga puré la sopa con una batidora de mano.

Luego vierte la sopa en platos hondos precalentados, esparce los camarones por encima, espolvorea con unas hojas de cilantro y sirve inmediatamente.

PIMIENTA PUNTA ROJA

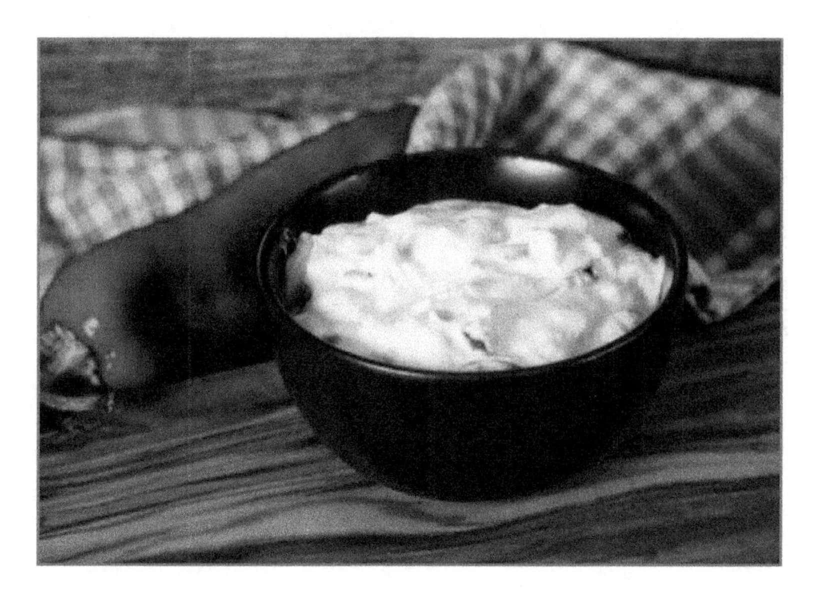

S

Porciones: 4

INGREDIENTES

- 3 piezas diente de ajo
- 3 piezas Pimienta puntiaguda, roja
- 1 premio sal
- 1 premio pimienta
- 4 cucharadas Crema agria o crème fraîche
- 200 g queso crema
- 1 PC cebolla

PREPARACIÓN

Lavar los pimientos, quitarles los tallos y las semillas y cortarlos en dados muy pequeños.

Luego pelamos la cebolla y la cortamos también en cubos muy pequeños.

Pela también los dientes de ajo.

Ahora mezcle bien el queso crema, los trozos de cebolla, el pimentón y la crema agria en un bol.

Finalmente, presione los dientes de ajo en la masa con la prensa y sazone el pimiento rojo puntiagudo untado con sal y pimienta.

SOPA DE REMOLACHA ROJA

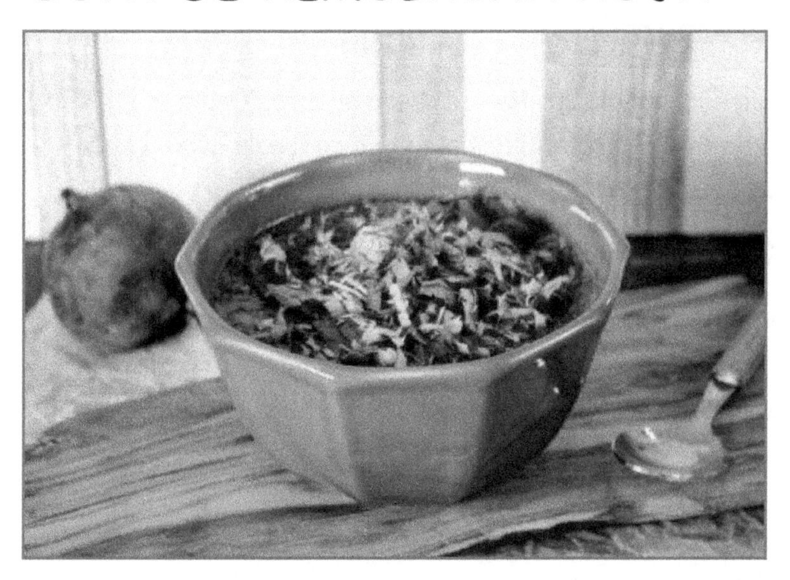

S

Porciones: 4

INGREDIENTES

- 3 Kn Remolacha, pequeña
- 3 entre estragón
- 2 piezas Cebollas
- 6 piezas Patatas
- 8 piezas Hongos
- 2 piezas Anís estrellado
- 8 piezas bayas de enebro
- 1 premio sal
- 1 premio pimienta
- 1 l agua
- 0.5 Federación Perejil, para decorar

- 4 cucharadas Yogur crema

PREPARACIÓN

Pelar la remolacha fresca (usar guantes), cortar en cubos y llevar a ebullición en una cacerola con un poco de agua.

Mientras tanto, lave el estragón, sacúdalo para secarlo y retírelo.

Pelar las cebollas y las patatas. Cortar las cebollas en aros y las patatas en gajos.

Luego lave bien los champiñones frescos y córtelos en cuartos.

Luego poner todo junto con el anís estrellado y las bayas de enebro en la cacerola, sazonar con sal y pimienta y dejar hervir a fuego lento durante unos 25 minutos.

Luego, haga un puré fino de la sopa con una batidora de mano y agregue un poco de yogur de crema.

Finalmente, sazone nuevamente la sopa con sal y pimienta y vierta el estragón y el perejil como aderezo sobre la sopa de remolacha.

SOPA DE REMOLACHA ROJA

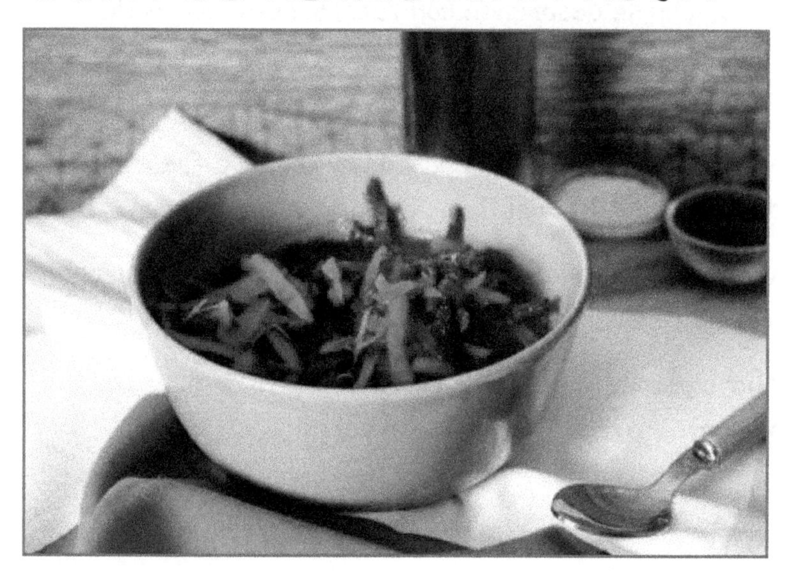

S

Porciones: 4

INGREDIENTES

- 500 G Raíz de remolacha
- 2 piezas Zanahorias
- 1,5 l Caldo de verduras
- 2 cucharadas vinagre
- 1 Federación perejil
- 1 premio sal
- 1 premio azúcar
- 1 premio Pimienta negra del molino
- 1 disparo aceite de oliva

PREPARACIÓN

Pelar y rallar las zanahorias y la remolacha. Dado que la remolacha se desprende con fuerza, use guantes de cocina.

Luego en una olla el caldo de verduras a hervir y agregue las verduras preparadas y cocine a fuego lento durante unos 20 minutos.

Mientras tanto, lave el perejil, sacúdalo para secarlo y píquelo finamente.

Ahora sazone la sopa con vinagre, aceite de oliva, sal, pimienta y azúcar y agregue el perejil.

ENSALADA DE HINOJO CRUDO

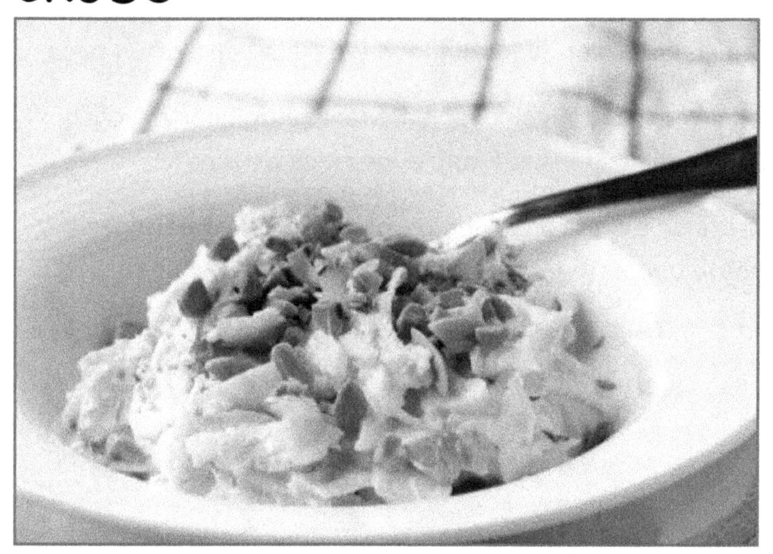

S

Porciones: 4

INGREDIENTES

- 4 nudos hinojo
- 1 PC Limones, jugo

para el aderezo

- 1 Bch yogur
- 1 cucharada petróleo
- 1 premio sal
- 1 premio azúcar

PREPARACIÓN

Limpiar el hinojo, quitar los tallos exteriores duros, cortar por la mitad, lavar bien y luego cortar en tiras finas.

Luego rocíe con jugo de limón y déjelo reposar un poco.

Mientras tanto, remover un aderezo de aceite, yogur, sal y azúcar y verter sobre las tiras de hinojo.

Mezclar bien la ensalada de hinojo crudo y refrigerar hasta que esté listo para servir.

LENGUA DE CARNE CON SALSA DE VINO TINTO

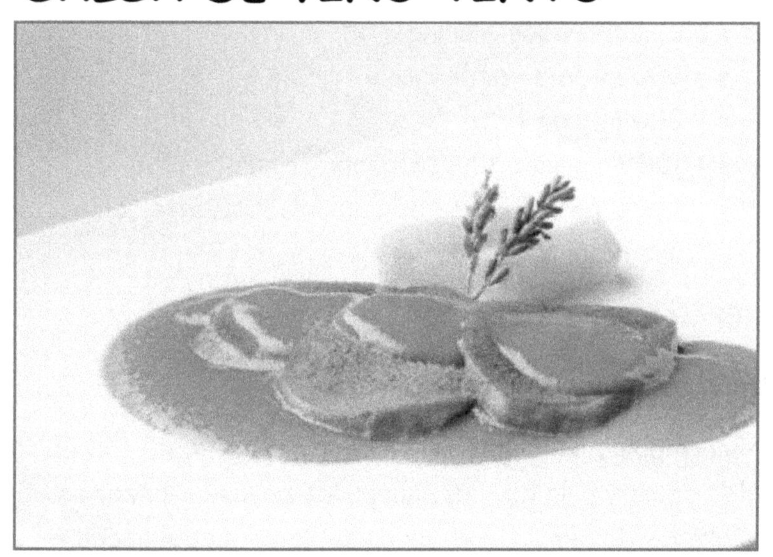

Porciones: 4

INGREDIENTES

- 1 PC Lengua de ternera curada
- 1 PC cebolla
- 2 piezas Zanahorias
- 200 g Bulbo de apio
- 1 etapa Puerro
- 1 PC Hoja de laurel
- 5 piezas bayas de enebro
- 5 piezas Granos de pimienta
- 500 ml Sopa de carne

para la salsa de vino tinto

- 1 premio sal
- 1 premio pimienta
- 60 G manteca
- 2 cucharadas Harina
- 600 ml Caldo de lengua
- 200 ml vino tinto
- 100 magnesio Queso crema fresca
- 1 premio Pimentón en polvo, picante como una rosa

PREPARACIÓN

Preparación de lengua de ternera:

Primero poner la lengua de ternera curada junto con el caldo de carne, la hoja de laurel, las bayas de enebro y los granos de pimienta en un cazo, llevar a ebullición, luego reducir el fuego y dejar hervir a fuego lento durante 2 horas.

Pelar y picar la cebolla. Limpiar las zanahorias y cortarlas en rodajas. Pelar el apio y cortarlo en palitos. Cortar el extremo de la raíz y las hojas verde oscuro del puerro, cortar el resto en rodajas y lavar. Después de 2 horas de cocción, agregue las verduras al caldo en la lengua y cocine a fuego lento durante una hora más.

Luego saque la lengua del caldo, enjuague con agua fría, retire la piel y envuélvala inmediatamente en una película adhesiva para que no se seque.

Vierta el caldo a través de un colador y recoja el líquido en una cacerola. Lleve esto a ebullición y reduzca a aproximadamente 2/3.

Preparación de la salsa de vino tinto:

Ponga la mantequilla en una cacerola pequeña, derrita, luego agregue la harina y revuelva con el batidor. Ahora desglasar con el vino tinto y el caldo de lengua hervido, revolviendo constantemente para que no se apelmace.

Finalmente, sazone la salsa con pimentón, sal y pimienta. Agregue la crème fraîche para crear una salsa cremosa.

LANGOSTINOS CON ALBAHACA

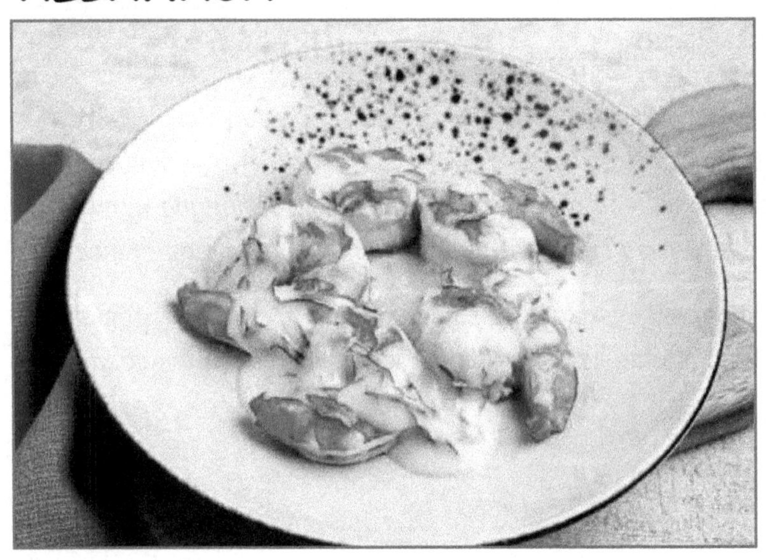

S

Porciones: 4

INGREDIENTES

- 26 piezas Langostinos frescos con cabeza
- 3 piezas Zanahorias
- 1 etapa Puerro
- 1 l Caldo de verduras

para la salsa

- 150 G Mascarpone
- 2 TL Brandy de enebro
- 0.5 Federación albahaca

- 1 TL sal
- 0,5 TL pimienta

PREPARACIÓN

Para los langostinos con albahaca, primero lave los langostinos con agua fría, séquelos con papel de cocina, retire la cola y la cabeza con un movimiento giratorio, presione la cáscara hasta que se rompa y retire con cuidado la cáscara de la carne.

Ahora corte con cuidado en la parte posterior de las colas de los camarones con un cuchillo afilado hasta que se pueda ver el intestino negro (que parece un hilo). Retírelo con cuidado con los dedos o con un cuchillo.

Luego lava las colas de camarón nuevamente con agua fría y sécalas con papel de cocina.

Limpiar las zanahorias y cortarlas en trozos finos. Limpiar el puerro, cortarlo en aros y lavar.

Calentar el caldo de verduras en una cacerola y dejar reposar las zanahorias y los puerros durante 10 minutos. Cuece las colas de langostino preparadas en el caldo durante 8 minutos.

Mientras tanto para la salsa, calentar un poco el mascarpone en una cacerola, agregar el aguardiente de enebro y dejar que hierva un poco.

Lavar la albahaca, secar con agitación, arrancar las hojas y cortar en tiras.

Ahora agregue las tiras de albahaca a la salsa y sazone con sal y pimienta.

Por último, sacar las gambas del caldo, secarlas con papel de cocina y disponer en platos con la salsa.

LANGOSTINOS AL CURRY MARINADA

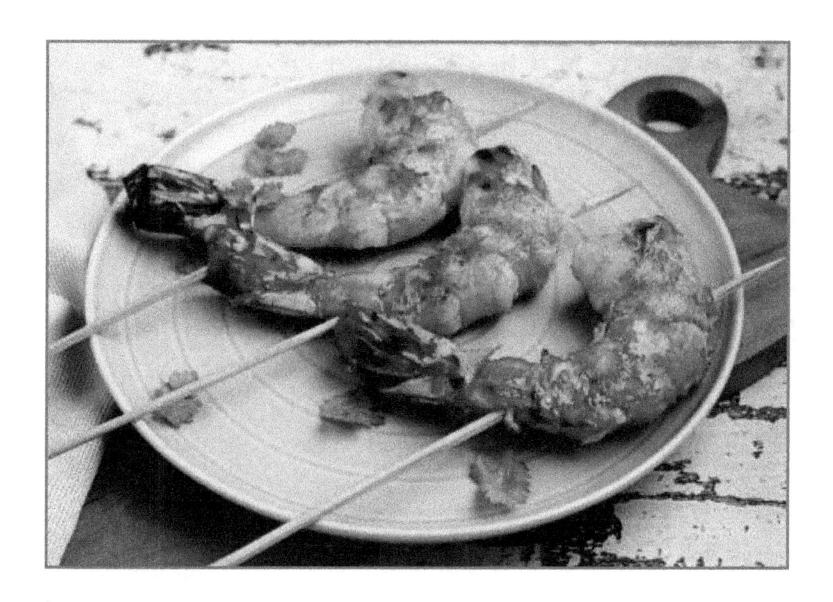

Porciones: 4

INGREDIENTES

- 700 G Langostinos sin cáscara, listos para cocinar
- 1 PC Jugo de lima
- 1 TL Polvo de ajo
- 3 cucharadas Pasta de curry, roja
- 1 msp Cilantro, molido

PREPARACIÓN

Para la marinada, exprima el jugo de lima y mezcle el jugo de lima, el cilantro, el ajo en polvo y la pasta de curry en un tazón grande.

Lavar las gambas, hacer un corte en la espalda con un cuchillo afilado para abrirlas y sacarlas de la cáscara.

A continuación, ponga las gambas en la marinada y déjelas reposar en el frigorífico durante al menos 30 minutos. Remoje las brochetas de madera en agua.

Luego coloque las gambas en las brochetas de madera remojadas y cocine a la parrilla durante 5 minutos por ambos lados, hasta que las gambas en un adobo de curry se hayan puesto rosadas y estén bien cocidas.

COMPOTA DE RUIBARBO

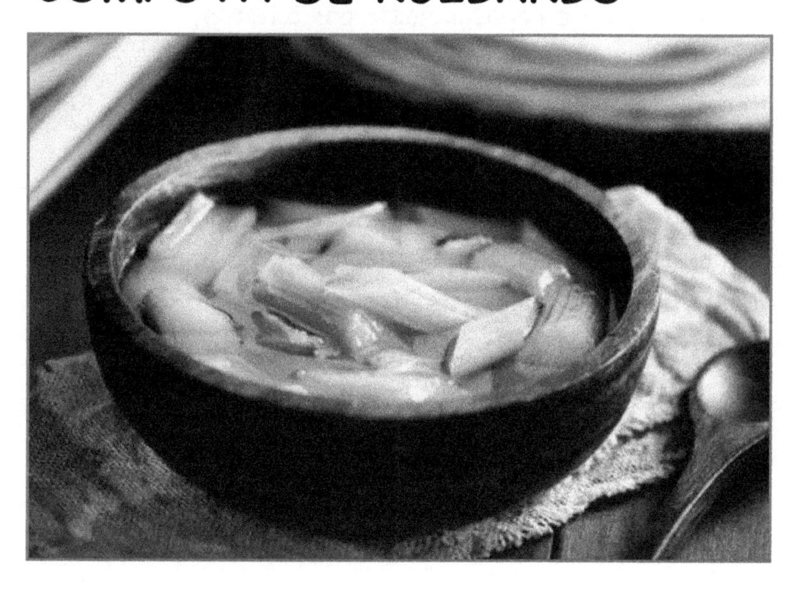

S

Porciones: 4

INGREDIENTES

- 600 G ruibarbo
- 150 G azúcar
- 8 cm Cáscara de limón, sin tratar
- 1 PC Rama de canela (aprox.5 cm)

PREPARACIÓN

Primero retire completamente la piel fibrosa de los tallos de ruibarbo, luego corte en trozos de 3-4 cm.

Luego ponga los trozos de ruibarbo en un bol, espolvoree con azúcar y deje reposar hasta por 3 horas, revolviendo ocasionalmente.

A continuación, ponga los trozos de ruibarbo en una cacerola con la piel de limón y la ramita de canela y cocine en su propio jugo a fuego lento. Si es necesario, agregue 1-2 cucharadas de agua. En unos 8 minutos (dependiendo del grosor de las piezas) el ruibarbo debe estar atravesado, pero no demasiado blando.

Finalmente, vierte la compota de ruibarbo en tazones de postre y enfría, quitando la piel de limón y la ramita de canela. Al servir, agregue un poco de azúcar para eventualmente endulzar.

ENSALADA DE RÁBANOS

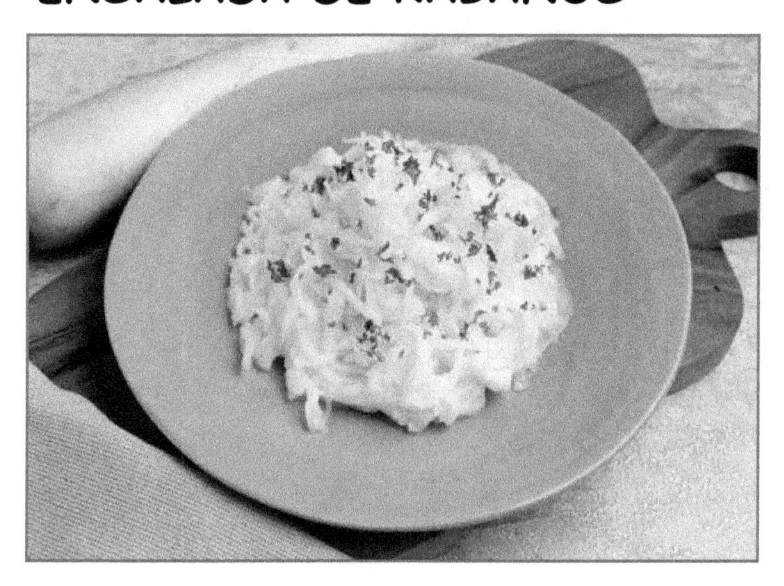

S

Porciones: 4

INGREDIENTES

- 2 piezas Rábano, blanco, fresco
- 4 cucharadas Yogur natural
- 3 cucharadas Crema batida
- 1 premio sal

PREPARACIÓN

Primero lavar bien los rábanos blancos, pelarlos y rallarlos o cortarlos en rodajas en un bol.

A continuación, mezcle el yogur, la nata y la sal para el aderezo y marine con él la ensalada de rábanos.

ARROZ DE LA VAPORIZADORA

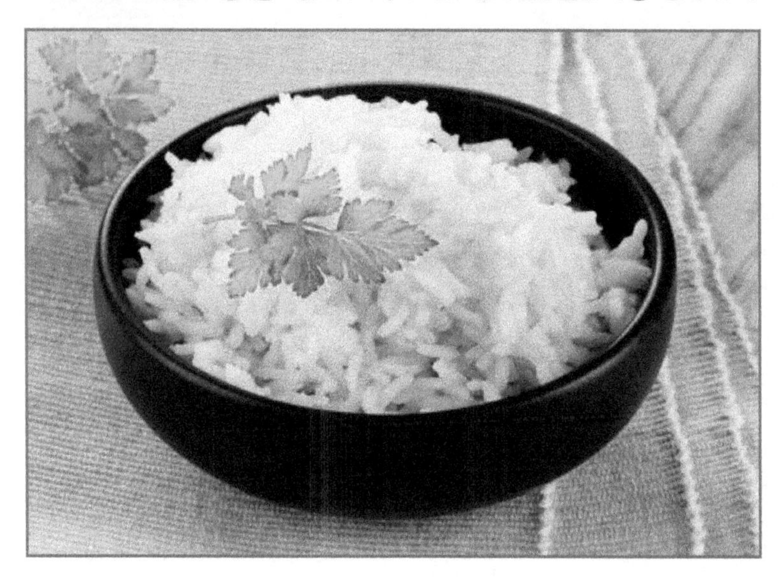

S

Porciones: 6

INGREDIENTES

- 500 G Arroz de grano largo
- 1 TL sal
- 750 mlagua

PREPARACIÓN

Para el arroz y el agua, generalmente se asume la proporción de 1 a 1,5 en la olla a vapor. Entonces hay 1 1/2 tazas de agua por cada taza de arroz.

Vierta el agua en la vaporera y vierta el arroz en un recipiente sin perforar de la vaporera y agregue un chorrito de agua.

Luego agregue sal, revuelva bien, ajuste la vaporera a 100 grados y cocine el arroz durante unos 20-25 minutos.

Sirve el arroz de la vaporera con cualquier otro plato.

Consejos sobre la receta

Genial con él besugo con verduras o simplemente verduras al vapor para aprovechar al máximo la olla a vapor y preparar una comida ligera y saludable.

Con esta forma de preparación, todos los ingredientes contenidos en el arroz, incluidas algunas vitaminas sensibles, se conservan en su forma original. Además, el arroz cocido al vapor es mucho más sabroso y no tan escurrido como en el caso de la cocción convencional.

La información anterior es para las variedades de arroz especificadas. Con arroz aromático basmati o tailandés, se tarda un poco más, 20 minutos de tiempo de cocción deberían ser suficientes. Con una pizca de vinagre de arroz y un poco de azúcar, también puedes preparar el arroz de sushi perfecto en 20 minutos de tiempo de cocción.

RATATOUILLE DEL VAPOR

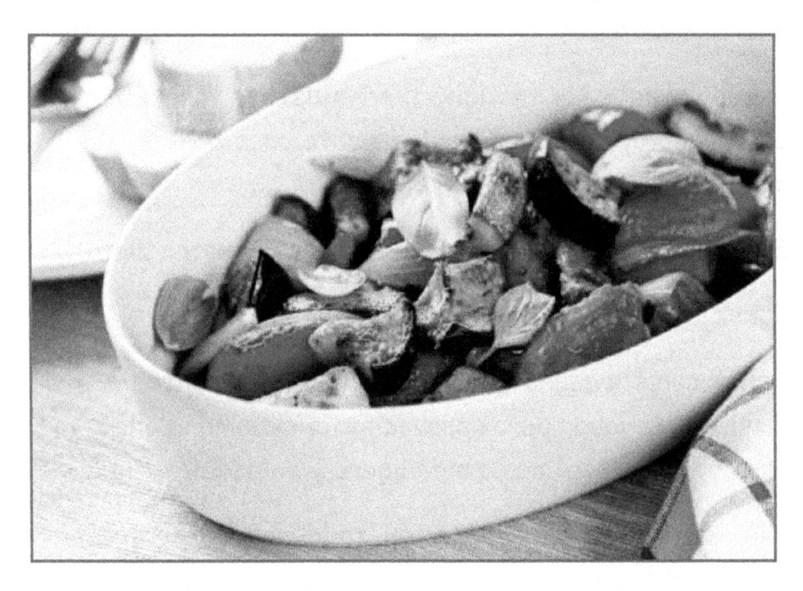

Porciones: 2

INGREDIENTES

- 1 premio pimienta
- 2 piezas Tomates
- 300 G calabacín
- 1 PC cebolla
- 1 PC Pimiento rojo
- 1 premio sal
- 1 PC diente de ajo
- 1 Federación orégano
- 100 ml Caldo de verduras
- 2 cucharadas Pesto Rosso
- 1 PC berenjena

PREPARACIÓN

Para un ratatouille de la vaporera, primero lave los pimientos, retírelos del corazón y corte las vainas en trozos de dos centímetros.

Lavar el calabacín y la berenjena, cortar en cuartos a lo largo y cortar en trozos de unos dos centímetros de grosor.

Pelar y picar la cebolla.

Pelar el ajo y picarlo en rodajas finas.

Arranca las hojas de orégano de los tallos, lava, agita para secar y pica.

Coloque las verduras en una vaporera no perforada y mezcle el ajo, el orégano, la sal y la pimienta.

Ahora cocine todo a 100 ° C durante unos 10 minutos y luego sazone nuevamente con sal y pimienta.

Mientras tanto, corte los tomates en forma transversal, póngalos brevemente en agua hirviendo, luego enfríe en agua fría, pele, corte en cuartos y descorazone.

Ahora mezcle cuidadosamente los trozos de tomate con las verduras restantes y continúe cocinando al vapor durante otros tres o cuatro minutos.

Por último, llevar a ebullición el caldo de verduras, incorporar el pesto rosso y verter el caldo sobre las verduras.

SOPA DE RÁBANOS CON MENTA

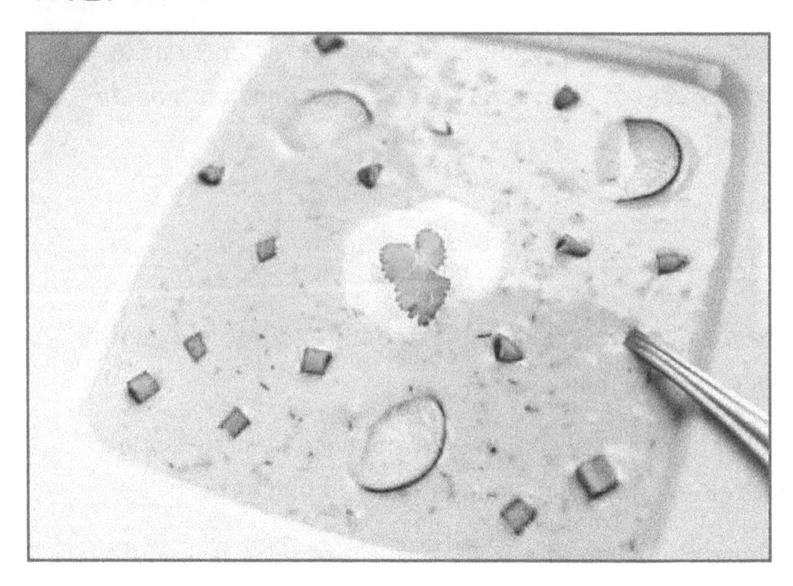

S

Porciones: 4

INGREDIENTES

- 600 G Patatas
- 1 premio sal
- 1 premio pimienta
- 400 G rábano
- 1 Federación Cebollas de primavera
- 1 cucharada Caldo de verduras
- 25 G Hojas de menta
- 100 GRAMOS Crema batida

PREPARACIÓN

Lavar las patatas, pelarlas, cortarlas en trozos pequeños y cocerlas junto con el caldo de verduras en 800 ml de agua con sal durante unos 15 minutos.

Mientras tanto, lave los rábanos y las cebolletas y córtelos en rodajas. Aparte unos 2 rábanos, que luego servirán como decoración para la sopa.

Ahora agregue las rebanadas rábanos, las hojas de rábano lavadas, las hojas de menta lavadas y las cebolletas a las patatas hirviendo. Déjelo hervir a fuego lento durante otros 10 minutos.

A continuación, haga puré todo el contenido de la olla con un palo, agregue la crema y sazone con sal y pimienta.

Ahora corta los rábanos en rodajas y corta las cebolletas lavadas en rollos. Adorne la sopa de rábanos con los dos ingredientes.

PORRIDGE DE QUINOA

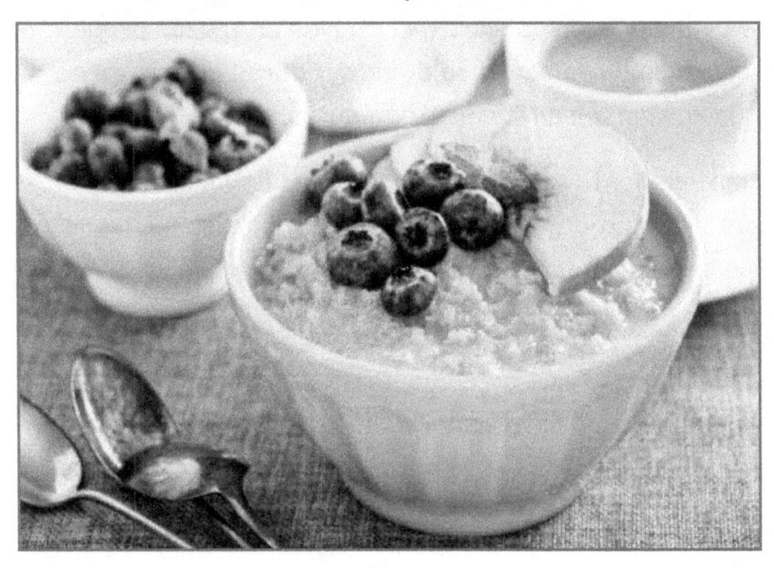

S

Porciones: 4

INGREDIENTES

- 1 PC Vaina de vainilla
- 220 G Quinua
- 270 ml Leche de almendras
- 220 ml agua
- 1 TL Canela molida
- 3 cucharadas Azúcar moreno
- 1 premio sal
- 120 g Arándanos, para decorar
- 1 PC Melocotón, para decorar

PREPARACIÓN

Para la papilla de quinua, primero corte la vaina de vainilla a lo largo y raspe la pulpa de vainilla.

A continuación, mezcla la pulpa con la vaina de vainilla, la quinua, la leche de almendras, el agua, la canela, el azúcar y un poco de sal en una cacerola, lleva a ebullición con la tapa cerrada y cocina a fuego lento durante unos 20 minutos. Cocine hasta que la quinua haya absorbido todo el líquido.

Mientras tanto, lave y clasifique los arándanos. Lavar, quitar el corazón y cortar en rodajas finas el melocotón.

Por último, poner la papilla (sin la vaina de vainilla) en tazones pequeños de postre y decorar con la fruta (y posiblemente una hoja de menta).

QUINUA ESTOFADO

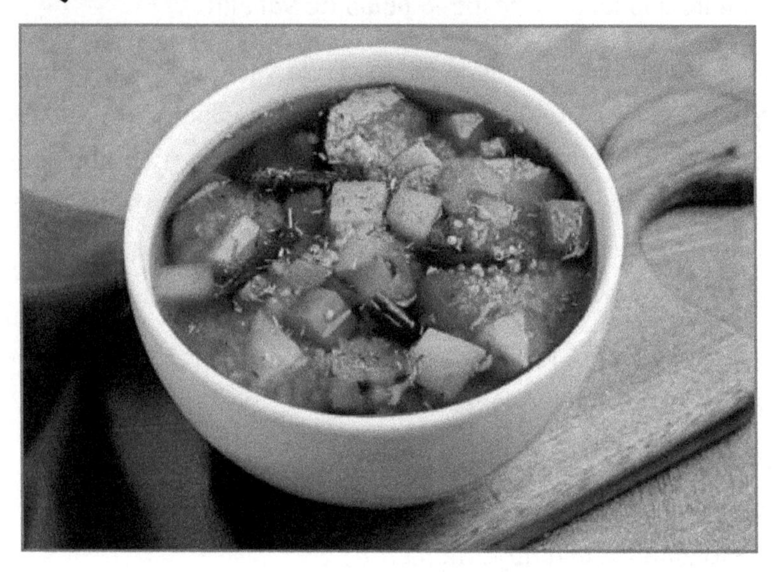

S

Porciones: 4

INGREDIENTES

- 80 G Cebollas
- 250 g Patatas
- 150 G Zanahorias
- 200 g calabacín
- 200 g Tomates
- 100 GRAMOS judías verdes
- 150 G Colinabo
- 60 G Apio
- 1 cucharada aceite de oliva
- 100 GRAMOS Quinua
- 850 ml caldo de verduras

- 1 cucharada albahaca
- 1 TL tomillo
- 1 TL Romero
- 1,5 cucharadas de sal
- 1 cucharada pimienta

PREPARACIÓN

Pelar las cebollas y cortarlas en cubos finos. Pelar y lavar las patatas y las zanahorias y también cortarlas en cubos.

Quitar las raíces y los tallos del calabacín, lavar y cortar en trozos.

Escaldar los tomates brevemente con agua caliente, luego enjuagar con agua fría, pelar la piel y también cortar los tomates en cubos.

A continuación, corte los dos extremos de los frijoles, pele los hilos con un cuchillo afilado, luego lave los frijoles y córtelos en trozos de unos 3 cm de largo. Luego pelar el colinabo, lavarlo y cortarlo en cubos.

Lavar el apio, quitar los hilos con un cuchillo afilado y cortar el apio en rodajas.

A continuación, calentar el aceite de oliva en una cacerola y dorar brevemente los dados de cebolla y las verduras (patatas, zanahorias, calabacines, tomates, frijoles, colinabo y apio).

Ahora agregue la quinua, mezcle todo, vierta el caldo de verduras, sazone con sal y pimienta, hierva y cocine a fuego lento durante 15-20 minutos a baja temperatura.

Mientras tanto, lavar el tomillo, el romero y la albahaca, agitar para secar y picar en trozos finos.

Finalmente, refina el guiso de Qunoa con las hierbas, sazona con sal y pimienta y sirve.

QUESO CURD

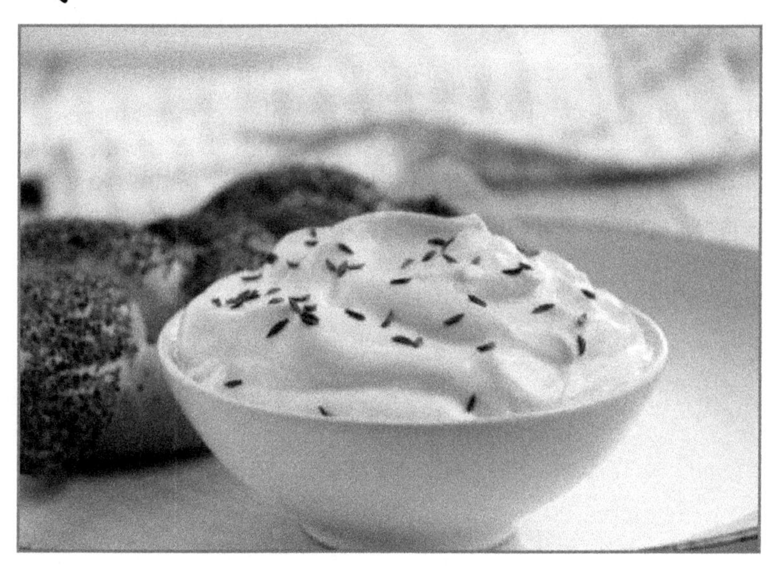

S

Porciones: 4

INGREDIENTES

- 2 piezas diente de ajo
- 1 TL Carvi
- 1 msp Pimentón en polvo, dulce noble
- 1 premio sal
- 1 premio pimienta
- 125 G Crema agria
- 2 cucharadas mostaza
- 250 g Cuarc
- 1 PC cebolla

PREPARACIÓN

Pelar y picar la cebolla y el ajo.

Ahora en un bol revuelva los ingredientes preparados con quark, mostaza, crema agria, semillas de alcaravea y pimentón en polvo hasta obtener una masa cremosa.

Finalmente, sazone el queso quark con sal y pimienta y déjelo reposar durante 30 minutos en el frigorífico.

QUARK CON SALSA DE PASION

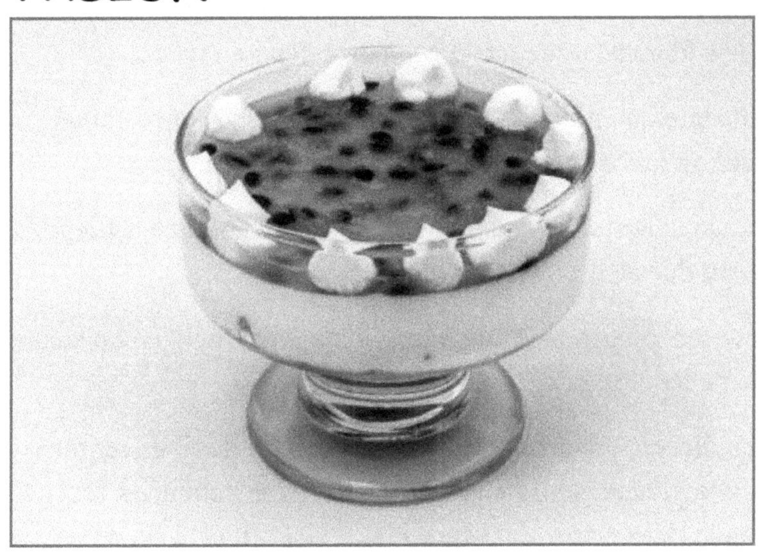

Porciones: 1

INGREDIENTES

- 125 G quark bajo en grasa
- 1 TL Jarabe de agave
- 1 PC Maracuyá
- 1 TL almidón alimenticio
- 1 PC naranja
- 1 cucharada Miel, liquida
- 50 ml Crema batida

PREPARACIÓN

Primero mezcle el quark con el sirope de agave y refrigere durante 10 minutos.

Mientras tanto, corta la fruta de la pasión por la mitad, quita la pulpa y mézclala con la maicena en un bol.

Ahora exprime la naranja y agrega el jugo junto con la miel de la mezcla de maracuyá.

Luego calentar la salsa de maracuyá en un cazo a fuego lento durante 5 minutos y dejar enfriar.

Montar la nata montada muy firme y verterla en un saco de relleno de piel.

Por último, poner el quark en un vaso de postre, verter sobre él la salsa de maracuyá, aderezar pequeños toques con la nata montada y servir.

DIP DE QUESO COTTAGE CON CRESS

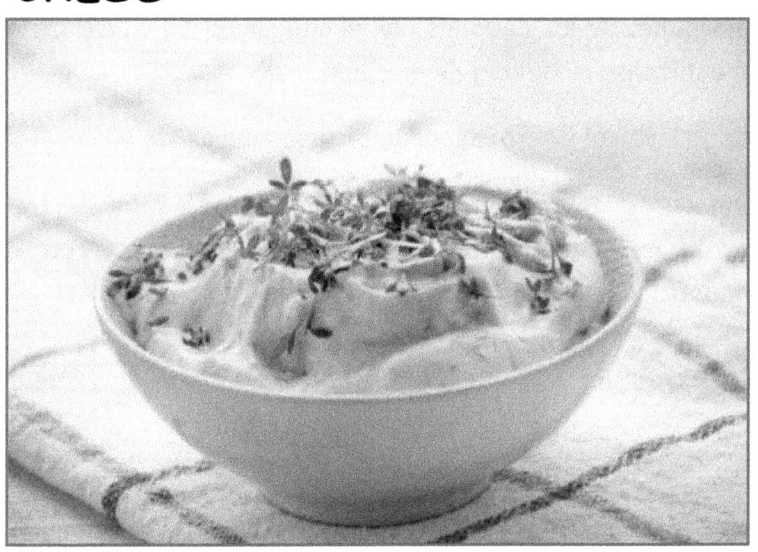

Porciones: 4

INGREDIENTES

- 1 PC cebolla
- 1 Federación berro
- 200 g Cuarc
- 4 cucharadas Crema batida
- 1 TL petróleo
- 1 premio azúcar
- 1 premio Pimienta blanca

PREPARACIÓN

Primero pela y pica finamente la cebolla.

A continuación, mezcla la nata con el quark.

Ahora mezcla las cebollas con el azúcar, la sal y un poco de aceite en la mezcla de cuajada.

Luego lavar el berro, secarlo, picarlo finamente y mezclarlo con el quark.

Por último, condimentar el dip de quark con berros con pimienta y servir.

DIP DE QUARK PARA PATATAS

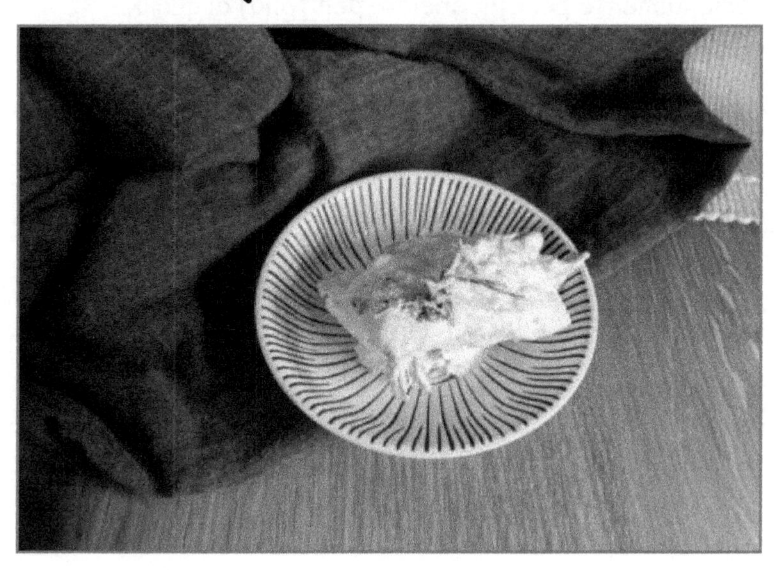

S

Porciones: 4

INGREDIENTES

- 250 g quark bajo en grasa
- 1 PC diente de ajo
- 2 cucharadas Agua mineral
- 4 cucharadas Hierbas, mezcladas, recién picadas
- 2 TL Jugo de limon
- 1 entre perejil
- 1 premio Pimienta blanca
- 1 premio sal

PREPARACIÓN

Primero mezcle el quark con el agua mineral.

Pelar y picar el ajo, luego agregar las hierbas (opcionalmente perejil, eneldo, perifollo) al quark.

Luego sazone la salsa de queso quark para papas con sal y pimienta y sazone cuidadosamente con jugo de limón.

Antes de servir, decore la salsa con hojas de perejil lavadas y arrancadas.

SCHNITZEL DE TURQUÍA CON ARROZ

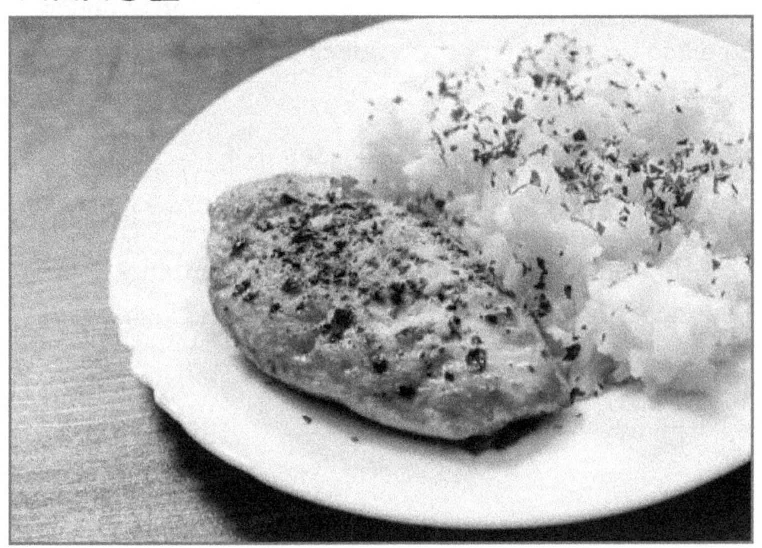

Porciones: 4

INGREDIENTES

- 4 piezas Escalope de pavo
- 1 premio sal
- 1 premio polvo de curry
- 2 cucharadas petróleo
- 1 premio pimienta

para el arroz

- 1 premio sal
- 1 taza arroz
- 2 tazas agua

PREPARACIÓN

Para el escalope de pavo con arroz, primero prepare el arroz. Para ello, llevar a ebullición el arroz con el agua y una pizca de sal en un cazo, reducir el fuego y cocinar unos 15-20 minutos.

Mientras tanto, lave bien el escalope de pavo, séquelo con papel de cocina y sazone con sal, pimienta y curry.

A continuación, calentar el aceite en una sartén y freír el escalope durante unos 5 minutos por cada lado.

Sirve el escalope de pavo con el arroz y vierte el caldo de carne encima, si quieres.

ROLLO DE PAVO ASADO

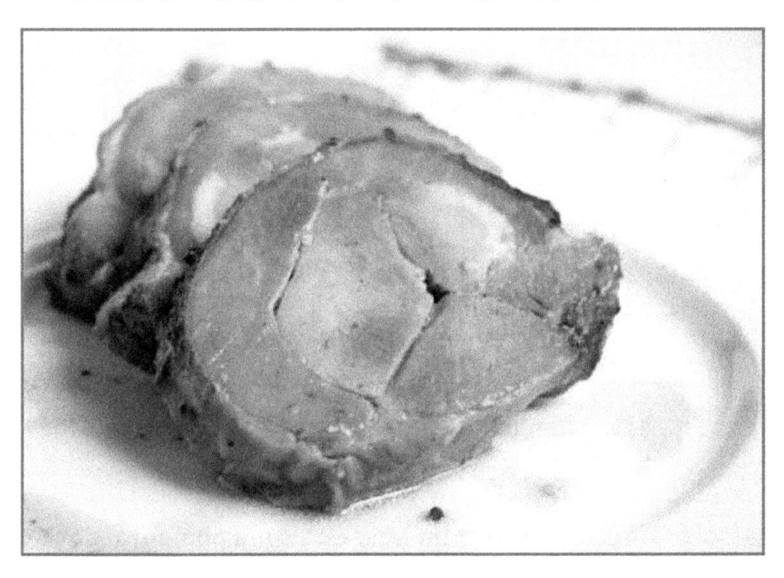

S

Porciones: 6

INGREDIENTES

- 200 g Ciruelas pasas
- 1,2 kilogramos Pechuga de pavo, asada en rollo
- 1 TL sal
- 0,5 TL pimienta
- 2 TL mostaza
- 3 Spr Vinagre de frutas
- 2 piezas Cebolla picada
- 1 PC Diente de ajo picado
- 1 cucharada Bálsamo de limón picado
- 5 cucharadas migas de pan

- 1 PC huevo
- 4 cucharadas petróleo
- 125 ml vino tinto
- 150 ml Queso crema fresca

PREPARACIÓN

Vierta agua tibia sobre las ciruelas pasas y déjelas en remojo durante 4 horas. Luego vierte las ciruelas a través de un colador, córtalas por la mitad, deshuesa y corta en cubos.

Ahora mezcle bien la melisa, los trozos de cebolla y ajo, el pan rallado, los trozos de ciruela y el huevo.

Luego frote la carne por un lado con sal y pimienta, unte con mostaza y rocíe con un poco de vinagre.

Extienda el relleno de ciruela sobre la carne y enróllelo, envuélvalo con hilo de cocina.

Luego, deja que el aceite se caliente en una sartén y fríe el asado por todas partes.

Luego cocine en el horno precalentado (temperatura superior e inferior de 220 °) durante 30 minutos. Después de asar durante 10 minutos, cuando el asado haya tomado algo de color, vierta 400 ml de agua caliente alrededor de la carne. Durante el tiempo de asado, vierta el caldo de carne sobre el asado una y otra vez.

Deje reposar el pavo asado terminado en el horno durante otros 10 minutos. Mientras tanto, se vierte el asado a través de un colador, se refina con vino y crema fresca, además de sal y pimienta.

PIERNA DE TURQUÍA BRAISED

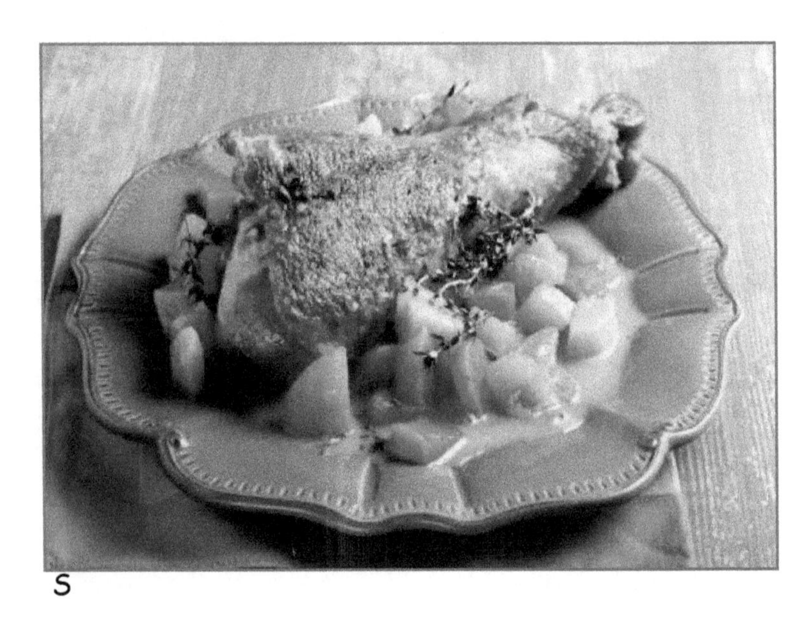

S

Porciones: 4

INGREDIENTES

- 1 PC Pierna de pavo (aprox. 1,5 kg)
- 2 piezas Zanahorias
- 2 piezas Cebollas
- 1 PC Hoja de laurel
- 5 piezas Dientes de ajo
- 5 piezas Bayas de enebro, exprimidas
- 1 entre Romero
- 1 entre tomillo
- 1,5 TL Pimentón en polvo, dulce noble

- 1 taza sal
- 0,5 TL pimienta
- 2 cucharadas petróleo
- 250 ml Caldo de verduras
- 1 premio almidón alimenticio
- 2 piezas Patatas

PREPARACIÓN

Primero precaliente el horno a 180 grados (calor de arriba a abajo).

Lave la pierna de pavo, séquela y frótela bien con sal, pimienta y pimentón en polvo.

Luego calienta un poco de aceite en una sartén espaciosa o asadera y fríe la pierna de pavo en ella. Luego coloca la sartén en el horno precalentado y déjala hervir a fuego lento durante una hora más. Durante este tiempo, vierta un poco de caldo de verduras sobre la pierna de pavo.

Mientras tanto, raspe y corte la zanahoria. Pelar, lavar y cortar las patatas en trozos grandes. Pelar y picar las cebollas y los ajos.

Luego agregue las verduras, el laurel, las bayas de enebro, el romero y el tomillo a la pierna en la fuente para asar y fría por otros 30 minutos.

La pierna de pavo estofado de la sartén se levanta. Vierta las verduras y la salsa por un colador. Mezclar el líquido con la maicena, sazonar con sal y pimienta y luego agregar nuevamente las verduras.

Finalmente, sirva la pierna de pavo braseada con las verduras guisadas y la salsa.

CURRY DE TURQUÍA CON PIÑA

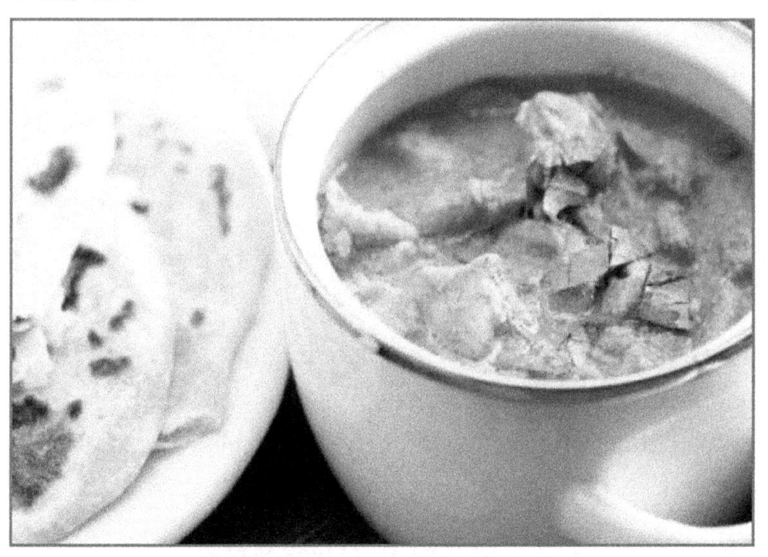

Porciones: 4

INGREDIENTES

- 350 g carne de pavo
- 2 piezas Cebolla picada
- 1 PC Pimiento verde
- 250 g Piña fresca
- 1 PC plátano
- 2 cucharadas Aceite vegetal, neutro
- 200 ml Leche de coco sin azúcar
- 1,5 TL polvo de curry
- 1 TL Polvo tandoori
- 1 premio sal

PREPARACIÓN

Enjuague la carne de pavo con agua fría, séquela y córtela en cubos.

Limpiar los pimientos, quitar las semillas, lavar y cortar en tiras finas.

Corta la pulpa de la piña en trozos pequeños, cortando el tallo en forma de cuña.

Pelar y cortar el plátano en rodajas.

Ahora fríe los trozos de cebolla y pimiento en 1 cucharada de aceite caliente en el wok durante aproximadamente 1 minuto, luego empújelos hasta el borde.

Calentar el aceite restante en el wok y freír los trozos de pavo durante 3 minutos.

Revuelva el residuo del asado con la leche de coco y agregue los trozos de piña y las rodajas de plátano.

Luego agregue el curry y el tadoori en polvo y mezcle todo. Llevar a ebullición brevemente y sazonar con sal.

ASADO DE PAVO CLÁSICO

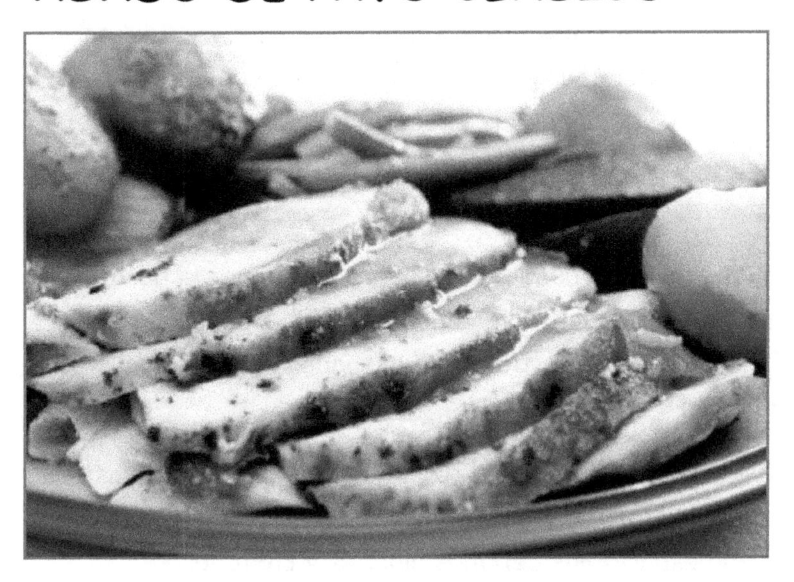

S

Porciones: 4

INGREDIENTES

- 1 PC Pavo asado (deshuesado, aprox.1 kg)
- 2 piezas Cebolla (mediana)
- 200 ml Caldo de verduras
- 1 cucharada mostaza
- 1 cucharada cariño
- 1 cucharada aceite de oliva
- 1 premio sal
- 1 premio Pimienta (recién molida)
- 1 TL Mejorana
- 1 TL tomillo

PREPARACIÓN

Primero lave el pavo asado con agua corriente y luego séquelo. Masajear bien por todos lados con sal y pimienta. Luego mezcle el aceite de oliva, la miel y la mostaza hasta obtener una pasta cremosa y cubra la carne por completo.

Ahora ponga el asado en una fuente o bandeja para horno. Coloque el tocino encima y fría el asado a 180 ° (precalentado, asistido por ventilador) durante unos 30 minutos.

Mientras tanto, sazone 200 ml de caldo de verduras con pimiento, tomillo y mejorana y añada al horno para freír. Luego esparce las cebollas peladas y cortadas en cuartos alrededor del asado y fríe durante otros 60 minutos.

En el medio (cada 10 - 15 minutos) vierta el caldo sobre el asado para que el tocino no se queme. Si oscurece demasiado, sáquelo.

Pasado el tiempo de cocción, apague el horno y deje reposar el asado durante otros 2-3 minutos. Finalmente, cortar el asado en rodajas mientras aún está caliente sobre una tabla y colocar en un plato. Colar el caldo de carne a través de un colador y espesar brevemente con 1 cucharadita de maicena a fuego medio. Vierta esto sobre las rodajas de pavo y sirva.

SHASHLIK DE TURQUÍA Y VEGETALES

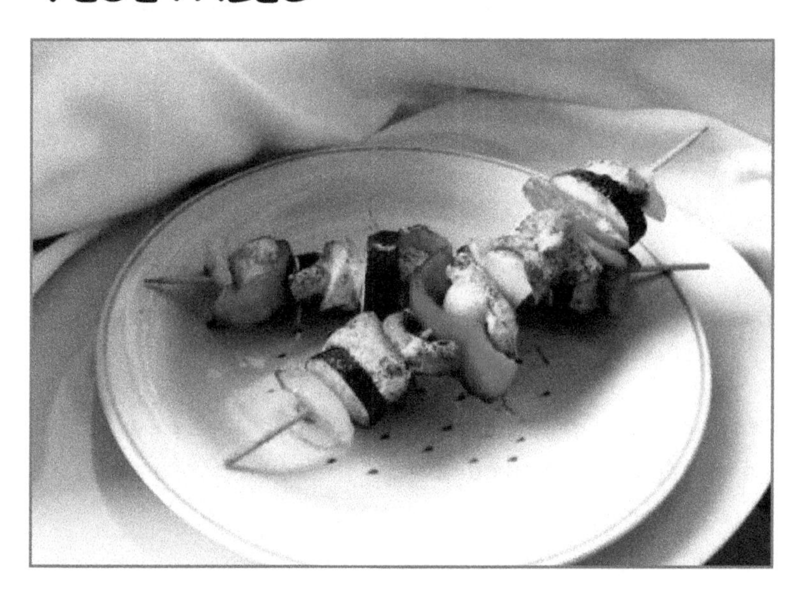

Porciones: 4

INGREDIENTES

- 400 G Pechuga de pavo, fresca
- 2 piezas Pimientos amarillos y rojos
- 2 piezas chalotes
- 1 PC calabacín
- 8 piezas Hongos frescos
- 1 premio sal
- 1 premio Pimienta blanca
- 1 TL Pimentón en polvo, dulce noble
- 2 cucharadas aceite de oliva

PREPARACIÓN

Primero lave la pechuga de pavo, séquela y córtela en trozos pequeños.

Lavar, limpiar y quitar el corazón de los pimientos y cortarlos en trozos pequeños.

Pelar y cortar por la mitad las chalotas. Limpiar y lavar el calabacín y cortar en rodajas de 1 cm de grosor, luego limpiar y cortar las setas por la mitad.

Ahora coloque los trozos de carne y verduras alternativamente en brochetas de madera y sazone con sal, pimienta y pimentón.

A continuación, sofreír el pinchito de pavo y verduras en una sartén con aceite caliente y cocinar durante otros 10 minutos a fuego lento con la tapa cerrada.

PORRIDGE CON YOGURT

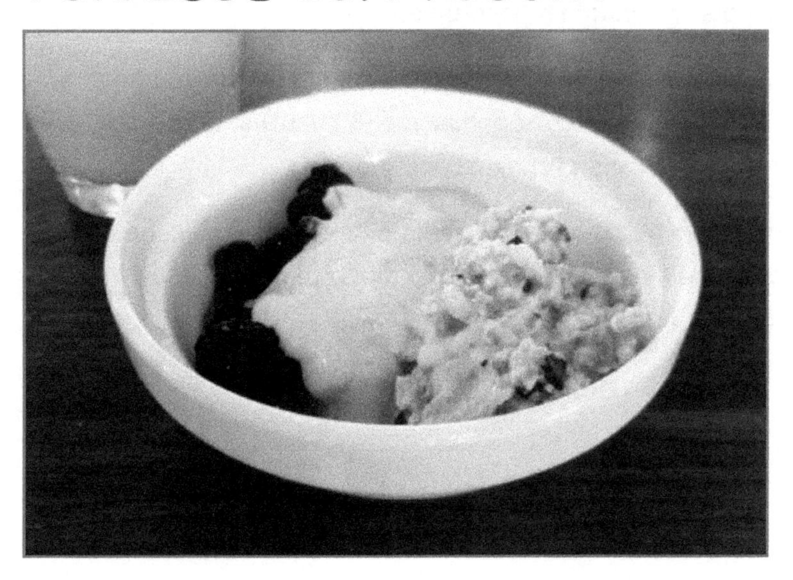

S

Porciones: 2

INGREDIENTES

- 1 taza avena
- 1,5 taza agua
- 1 premio sal
- 200 magnesio Yogur, por ejemplo, yogur de fresa, yogur natural, etc.
- 4 cucharadas Fruta, en escabeche o fresca

PREPARACIÓN

Para la papilla clásica, tueste brevemente los copos de avena en una sartén rebozada sin aceite.

A continuación, poner en un cazo los copos de avena con el agua y añadir un poco de sal.

Lleve la olla a ebullición, revolviendo constantemente, y cocine a fuego lento durante 3-4 minutos, hasta que tenga una consistencia suave y blanda.

Finalmente, coloque la papilla en cuencos y decore con cualquier yogur (por ejemplo, natural o de fresa) y algunas frutas frescas.

PORRIDGE CON SEMILLAS DE CHIA

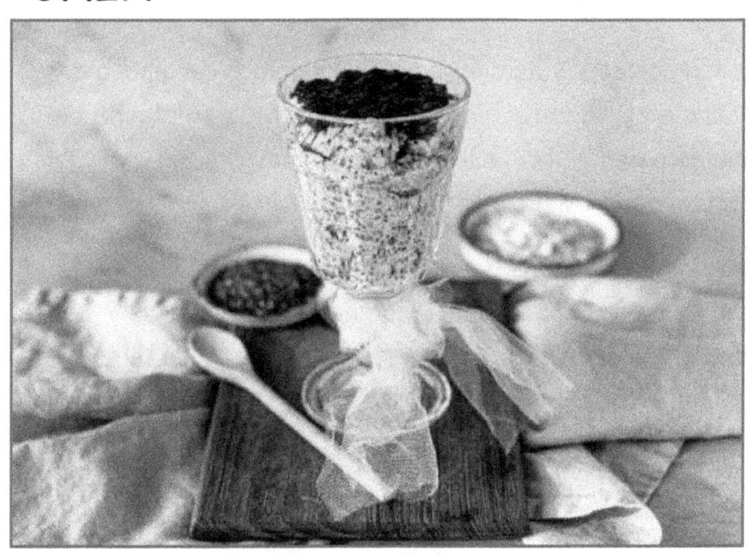

S

Porciones: 4

INGREDIENTES

- 400 G avena
- 1 cucharada Amapola
- 3 cucharadas semillas de chia
- 400 ml Leche de almendras
- 1 premio canela

para la salsa

- 200 g Frambuesas, frescas o congeladas
- 1 cucharada cariño

- 1 disparo Jugo de limon
- 1 premio cardamomo

PREPARACIÓN

Mezcla los copos de avena con las semillas de amapola y la canela el día anterior y vierte la mitad de la leche de almendras en un bol. Luego déjelo reposar en el refrigerador durante la noche.

Mezclar las semillas de chía con el resto de la leche de almendras en otro bol para que no queden grumos y también colocar en el frigorífico durante la noche.

Al día siguiente, mezcla la avena con las semillas de chía.

Luego seleccione las frambuesas y lleve a ebullición en una cacerola pequeña con limón, miel y cardamomo a fuego medio y haga puré con una batidora de mano.

Rellena la papilla con semillas de chía en chupitos y vierte la salsa picante de frambuesa por encima.

BASE POLENTA

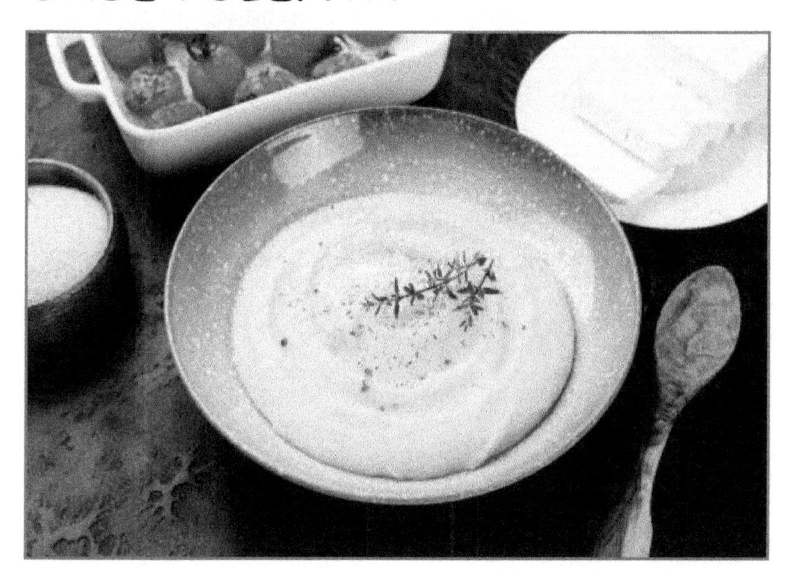

S

Porciones: 4

INGREDIENTES

- 1 l agua
- 250 g polenta
- 2 cucharadas Margarina, vegana
- 1 TL sal
- 1 premio pimienta
- 1 premio Nuez moscada rallada
- 0,5 TL Jugo de limon
- 0,5 TL Pimentón en polvo, dulce noble

PREPARACIÓN

Primero hierva el agua en una cacerola, luego espolvoree la polenta y déjela hervir mientras revuelve; luego deje que se hinche a fuego lento durante unos 25-30 minutos mientras revuelve regularmente.

Al final del tiempo de cocción, agregue mantequilla, sal, pimienta, nuez moscada, pimentón en polvo y jugo de limón y luego sirva la base de polenta tibia o úsela para otras recetas.

RECETA BÁSICA DE MASA PARA PIZZA

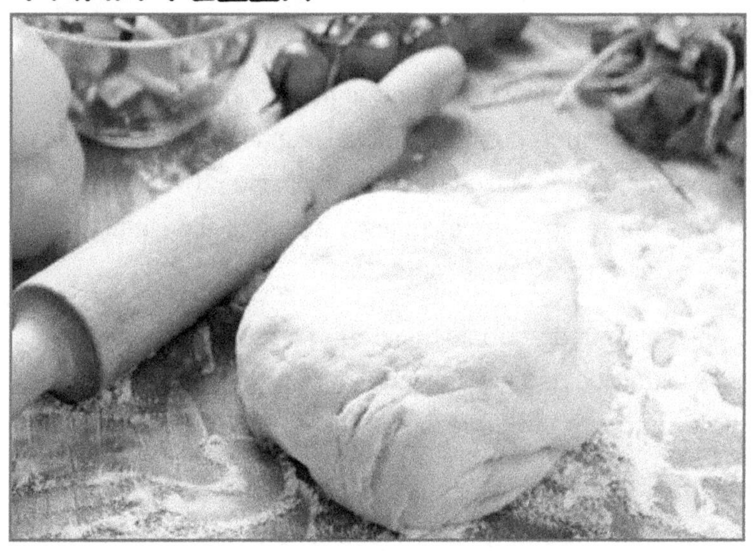

S

Porciones: 4

INGREDIENTES

- 200 ml Agua tibia
- 20 G Levadura fresca
- 350 g Harina, tipo 501
- 1 cucharada Miel para disolver la levadura
- 2 cucharadas Aceite de oliva o aceite de colza
- 2 TL sal
- 1 premio azúcar

PREPARACIÓN

Para la masa de pizza, primero tamice la harina en un bol. La levadura se disuelve en miel (o en agua) y se agrega a la harina junto con el agua, la sal, el aceite de oliva y una pizca de azúcar.

Mezclar con el gancho amasador para formar una masa, luego amasar bien con las manos. Después de que la masa se haya amasado hasta obtener una masa uniforme, estírela hasta obtener el tamaño deseado y déjela crecer durante 30 minutos.

La pizza se puede cubrir como desee. Sin embargo, es una buena idea usar la salsa de tomate clásica y mostrar creatividad con el aderezo.

Importante: No ponga demasiado sobre la pizza, de lo contrario la masa no podrá respirar lo suficiente al hornear. Después de la cobertura, hornee a 200 grados (convección) durante unos 20 minutos y luego ¡disfrútelo!

PICANTE BUTTERNUT SQUASH DEL HORNO

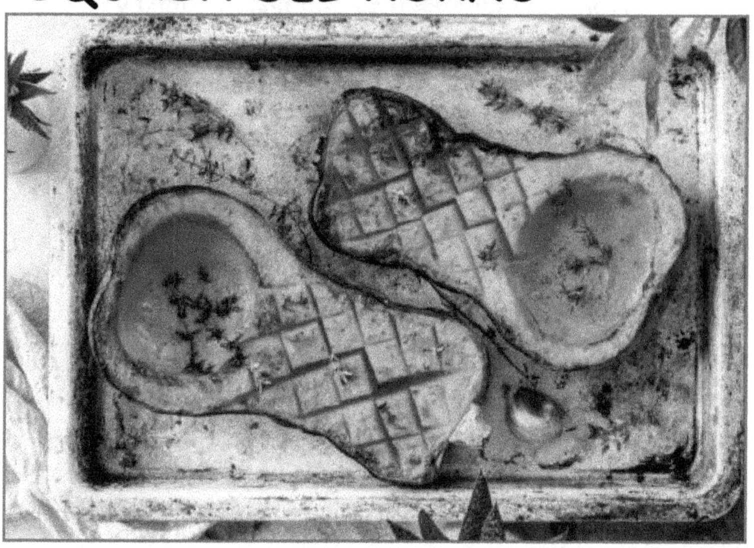

Porciones: 4

INGREDIENTES

- 1 PC Calabaza (butternut)
- 0,5 TL Semillas de hinojo
- 2 TL Semillas de cilantro
- 1 premio Chile en polvo (según sea necesario)
- 1 PC diente de ajo
- 4 entre orégano, fresco
- 1 premio sal y pimienta
- 2 cucharadas aceite de olive

PREPARACIÓN

Primero lavar la calabaza, cortarla por la mitad, raspar el interior fibroso y las semillas con una cuchara y retirar.

Luego, muele las semillas de fenche, las semillas de cilantro y el chile en polvo en un mortero y agregue la sal y la pimienta.

Ahora pele el diente de ajo, pique, agregue y mezcle vigorosamente, luego ponga la pasta de hierbas en un bol, agregue aceite de oliva y mezcle bien. Lavar el orégano y secar con agitación.

Luego precaliente el horno a 200 grados de temperatura superior / inferior, cepille la calabaza con la pasta de condimentos, colóquela en una fuente para hornear, agregue las ramitas de orégano y hornee por unos 30 minutos hasta que la calabaza se haya ablandado.

Finalmente, divide la calabaza picante del horno en 4 porciones, acomódalas en platos y sírvelas.

CONCLUSIÓN

Si desea perder algunas libras, la dieta baja en carbohidratos y grasas eventualmente alcanzará sus límites. Aunque el peso se puede reducir con las dietas, el éxito suele ser breve porque las dietas son demasiado unilaterales. Por lo tanto, si desea perder peso y evitar un efecto yo-yo clásico, debe verificar su balance energético y recalcular su requerimiento diario de calorías.

Lo ideal es adherirse a una variante suave de la dieta baja en grasas con 60 a 80 gramos de grasa por día de por vida. Ayuda a mantener el peso y protege contra la diabetes y los lípidos altos en sangre con todos sus riesgos para la salud.

La dieta baja en grasas es relativamente fácil de implementar porque solo tiene que renunciar a los alimentos grasos o limitar severamente su proporción de la cantidad diaria de alimentos. Con la dieta baja en carbohidratos, por otro lado, se necesita una planificación mucho más precisa y más resistencia. Cualquier cosa que realmente te llene suele tener un alto contenido de carbohidratos y debe evitarse. En determinadas circunstancias, esto puede provocar antojos de alimentos y, por tanto, un fallo en la dieta. Es fundamental que comas bien. Por lo tanto, muchas compañías de seguros de salud legales ofrecen cursos de prevención o le pagan por asesoramiento nutricional individual. Este consejo es extremadamente importante, especialmente si se decide por una dieta para adelgazar en la que desea cambiar permanentemente toda su dieta. El hecho de que su seguro médico privado pague estas medidas depende de la tarifa que haya contratado.

Lightning Source UK Ltd.
Milton Keynes UK
UKHW020722270521
384465UK00005B/82